Krankenpfleger

in der

Intensivpflege

Der vollständige Leitfaden

ALEXANDRE CAREWELL

Inhaltsverzeichnis

« *Angesichts der Zerbrechlichkeit des Lebens ist der Krankenpfleger in der Intensivpflege der stille Hüter der Hoffnung, der unermüdlich daran arbeitet, jeden Atemzug in eine mögliche Zukunft zu verwandeln.* »

Kapitel 1 :
EINFÜHRUNG IN DIE INTENSIVPFLEGE

Geschichte und Entwicklung
der Reanimation

Die Reanimation, eine intensive medizinische Praxis zur Unterstützung oder Wiederherstellung der Lebensfunktionen, hat ihre Wurzeln in der Geschichte der Menschheit, lange vor der fortschrittlichen Technologie, die wir heute kennen. Jeder Schritt in ihrer Entwicklung offenbart eine Facette unseres unaufhörlichen Strebens, dem Tod zu trotzen und dem Leben eine zweite Chance zu geben.

Gehen wir zurück ins 18. Jahrhundert, als Europa eine Faszination für das Phänomen der "Wiederbelebung" von Ertrinkenden erlebte. Zu dieser Zeit bildeten sich Gesellschaften wie die Royal Humane Society in England, deren Hauptziel es war, Techniken zur Wiederbelebung von Ertrunkenen zu fördern. Sie förderten die Anwendung von Methoden, die heute als primitiv gelten, wie das Aufwärmen des Körpers, das Ablassen von Wasser aus der Lunge oder sogar das Einblasen von Tabakrauch in die Lunge!

Im 19. Jahrhundert wurden die ersten Formen der Intubation eingeführt, ein entscheidender Fortschritt bei der Behandlung blockierter Atemwege. Die Wiederbelebung nahm jedoch erst im 20. Jahrhundert ihren eigentlichen Lauf. Nach den Schrecken des Ersten und Zweiten Weltkriegs führte die Notwendigkeit, zahlreiche Verwundete zu versorgen, zu bedeutenden Fortschritten in der Notfallmedizin und der Chirurgie und legte den Grundstein für die moderne Reanimation.

Die 1950er Jahre waren ein entscheidender Schritt mit der Einführung der mechanischen Beatmung, hauptsächlich als Reaktion auf die Polio-Epidemie. Diese Beatmungsgeräte waren zwar nach heutigen Maßstäben archaisch, retteten aber viele Leben und ebneten den Weg für die spezialisierten Intensivstationen, die wir heute kennen.

Das Aufkommen von Technologie und Forschung in den letzten Jahrzehnten hat die Reanimation auf den Kopf gestellt. Fortschrittliche Herzmonitore, Defibrillatoren, Dialyse und Fortschritte in der Pharmakologie haben dazu beigetragen, dass Patienten gerettet werden konnten, die noch vor wenigen Jahren keine Überlebenschance gehabt hätten. Die Reanimation hat sich zu einer interdisziplinären Zusammenarbeit entwickelt, bei der die Fähigkeiten von Ärzten, Krankenpflegern, Physiotherapeuten und vielen anderen Berufsgruppen kombiniert werden, wobei jeder seinen Teil dazu beiträgt, die bestmögliche Versorgung zu bieten.

Heute stellen Intensivstationen den Höhepunkt der klinischen Medizin dar, indem sie geschickt modernste Technologie, klinische Fähigkeiten und Mitgefühl miteinander verbinden. Doch jenseits von Technologie und Wissenschaft erinnert die Reanimation an eine universelle Konstante: unsere entschlossene Entschlossenheit, Leben zu erhalten, das zerbrechliche Gleichgewicht zwischen Leben und Tod zu verstehen und immer nach Wegen zu suchen, diese heikle Kunst zu verbessern.

Dieses historische Erbe erinnert uns an die Bedeutung der Reanimation in unserer Gesellschaft und legt die Grundlage für das Verständnis ihrer entscheidenden Rolle und ihrer Auswirkungen auf die medizinische Versorgung von heute und morgen.

Die Bedeutung der Intensivpflege

Die Intensivstation ist mehr als nur eine Krankenhausabteilung. Sie verkörpert die Schnittmenge aus fortschrittlicher medizinischer Technologie, klinischem Fachwissen und tiefer Menschlichkeit in der Welt des Gesundheitswesens. Im Herzen des Krankenhauses ist die Intensivstation (ICU) oft die letzte Rettung für lebensbedrohlich erkrankte Patienten. Ihr Platz und ihre Bedeutung sind unbestreitbar, sowohl aus medizinischer als auch aus gesellschaftlicher Sicht.

Aus rein klinischer Sicht ist die Intensivstation auf die Behandlung der kritischsten Patienten spezialisiert, d. h. derjenigen, bei denen ein oder mehrere Organe nicht richtig funktionieren oder versagen. Dies kann das Herz, die Lunge, die Nieren oder sogar das Gehirn sein. Die Intensivpflege kombiniert eine ständige Überwachung mit komplexen medizinischen Eingriffen, um diese Organausfälle zu stabilisieren, zu behandeln und hoffentlich rückgängig zu machen. Patienten, die früher vor unüberwindbaren medizinischen Herausforderungen verloren gewesen wären, haben nun dank der Fähigkeiten und Technologien, die in der Reanimation eingesetzt werden, eine Chance auf Genesung.

Abgesehen von der Technologie und der klinischen Kompetenz ist die Intensivpflege auch auf menschlicher Ebene von entscheidender Bedeutung. Die Intensivstation ist oft Schauplatz intensiver Emotionen, in denen Hoffnung und Verzweiflung, Freude und Trauer nebeneinander stehen. Sie erinnert an die Zerbrechlichkeit des Lebens und die Notwendigkeit einer ganzheitlichen Betreuung, die nicht nur den Patienten, sondern auch seine Familie und Angehörigen berücksichtigt. Die Bedeutung einer klaren Kommunikation, emotionaler Unterstützung und eines tiefen Respekts für die Wünsche und Bedürfnisse des Patienten und seiner Familie ist von größter Bedeutung.

Auf gesellschaftlicher Ebene spiegelt die Reanimation auch unsere kollektiven Werte wider. Wie teilen wir die knappen medizinischen Ressourcen zu? Wie balancieren wir das Ziel, das Leben zu verlängern, mit der Qualität dieses Lebens aus? Wie navigieren wir durch die unruhigen Gewässer der medizinischen Ethik und berücksichtigen dabei die Wünsche, Rechte und die Würde der Patienten? Diese entscheidenden Fragen stellen sich täglich auf der Intensivstation und prägen unseren kollektiven Umgang mit Medizin und Moral.

Schließlich hat die Intensivstation auch eine strategische Bedeutung für die öffentliche Gesundheit. Ob bei Epidemien, Naturkatastrophen oder anderen Krisen, die Intensivstation spielt eine zentrale Rolle bei der Reaktion unseres Gesundheitssystems. Jüngste Ereignisse, wie die COVID-19-Pandemie, haben die vitale Bedeutung der Intensivstation bei der Bewältigung von Gesundheitskrisen verdeutlicht.

Die Bedeutung der Intensivpflege darf nicht unterschätzt werden. Sie ist sowohl eine Meisterleistung der modernen Medizin als auch ein Zeugnis unserer Verpflichtung gegenüber dem Leben, der Würde und der Gesundheit des Menschen. Jeder Moment, den wir auf der Intensivstation verbringen, ist eine Erinnerung daran, wie wichtig Mitgefühl, Innovation und Spitzenleistungen im Streben nach Heilung sind.

Definition und Besonderheiten der Intensivstation

Die Intensivstation (ICU) ist mehr als nur eine Krankenhausabteilung: Sie ist das Herzstück der Notfallmedizin, eine Frontlinie, die sich der Bekämpfung von schwersten lebensbedrohlichen Zuständen und lebensbedrohlichen Erkrankungen widmet. Diese Station vereint Technologie, klinische Kompetenz und menschliche Fürsorge, um eine umfassende Versorgung von Patienten in kritischem Zustand zu bieten.

USI-Definition :
Die Intensivstation ist eine spezialisierte Krankenhauseinrichtung, die für die Überwachung, Diagnose und Behandlung von Patienten mit akutem Versagen eines oder mehrerer Organsysteme konzipiert ist. Diese Patienten benötigen eine kontinuierliche Überwachung, intensivmedizinische Maßnahmen und häufig auch technologische Unterstützung, um ihre Lebensfunktionen zu unterstützen.

Besonderheiten der USI :

- **Modernste Ausstattung :** Die USI ist mit fortschrittlichen medizinischen Geräten ausgestattet, darunter Herzmonitore, Beatmungsgeräte, Dialysegeräte und andere. Diese Geräte überwachen nicht nur die Vitalzeichen der Patienten in Echtzeit, sondern leisten auch lebensrettende Hilfe, wenn die Organe nicht mehr richtig funktionieren können.
- **Fachpersonal:** Die Intensivstation verfügt über ein Team von hochqualifizierten Fachkräften, darunter Intensivmediziner, Krankenpfleger für Intensivpflege, Physiotherapeuten, Ernährungswissenschaftler und andere Spezialisten, die alle auf die besonderen Bedürfnisse von Patienten in kritischem Zustand geschult sind.

- **Umfassende Betreuung:** Über die reine Überwachung hinaus bietet die Intensivstation einen ganzheitlichen Betreuungsansatz, der chirurgische Eingriffe, fortschrittliche pharmakologische Behandlungen, eine angemessene Ernährungsunterstützung sowie psychologische Betreuung für Patienten und ihre Familien umfasst.
- **Kontrollierte Umgebung:** Die Umgebung der Intensivstation wird in Bezug auf Sauberkeit, Geräuschpegel und Beleuchtung sorgfältig reguliert, um den Stress für die Patienten zu minimieren und die Heilungsbedingungen zu optimieren.
- **Ethik und Kommunikation:** Aufgrund der Schwere der Fälle, die auf der Intensivstation behandelt werden, treten häufig komplexe ethische Fragen auf. Die Intensivstation zeichnet sich daher durch eine transparente und respektvolle Kommunikation mit den Patienten und ihren Angehörigen aus. Besondere Aufmerksamkeit wird Patientenverfügungen, der Einwilligung nach Aufklärung und Entscheidungen am Lebensende gewidmet.
- **Forschung und Innovation:** Die Intensivstationen stehen oft an der Spitze der medizinischen Forschung und erforschen neue Behandlungsmethoden, Medikamente und Technologien, um die Überlebensraten und die Qualität der Versorgung von Patienten in kritischem Zustand zu verbessern.

Die Intensivstation ist daher ein einzigartiger Ort, der medizinisches Fachwissen und Menschlichkeit vereint, um denjenigen, die es am meisten brauchen, eine zweite Chance zu geben. Sie ist sowohl ein Symbol für den Fortschritt der modernen Medizin als auch eine ständige Erinnerung an die zerbrechliche Verbindung zwischen Leben, Tod und Wissenschaft.

Kapitel 2 :
DIE GRUNDLAGEN
DES KRANKENPFLEGERS
AUF DER INTENSIVSTATION

Anatomie und Physiologie :
wesentliche Erinnerungen

Um die Bedeutung und Komplexität der Intensivstation zu verstehen, sind solide Kenntnisse der Grundlagen der Anatomie und Physiologie von entscheidender Bedeutung. Diese Disziplinen vermitteln ein tiefgreifendes Verständnis des Aufbaus und der Funktionsweise unseres Körpers, die untrennbar miteinander verbunden sind, und bilden die Grundlage für alles, was auf der Intensivstation unternommen wird.

1. Atmungssystem :
- **Anatomie:** Besteht aus den oberen Luftwegen (Nase, Mund, Rachen, Kehlkopf) und den unteren Luftwegen (Luftröhre, Bronchien, Lunge). Die Lungenbläschen sind die kleinen Lufttaschen, in denen der Gasaustausch stattfindet.
- **Physiologie:** Sorgt für die Sauerstoffversorgung des Blutes durch das Einatmen von Sauerstoff und das Ausatmen von Kohlendioxid. Der Atmungsmechanismus wird durch das Atemzentrum im Gehirn reguliert.

2. Herz-Kreislauf-System :
- **Anatomie:** Das Herz ist das Hauptorgan, das wie eine Pumpe wirkt, um das Blut durch ein komplexes Netz von Gefäßen (Arterien, Venen und Kapillaren) zu treiben.

- **Physiologie:** Versorgt jede Körperzelle mit Sauerstoff und wichtigen Nährstoffen und beseitigt gleichzeitig Abfallprodukte wie Kohlendioxid und Harnstoff.

3. Nierensystem :
- **Anatomie:** Besteht hauptsächlich aus den Nieren, den Harnleitern, der Blase und der Harnröhre.
- **Physiologie:** Filtern und Ausscheiden von Abfallstoffen aus dem Blut, Regulierung des Wasser- und Elektrolythaushalts und Produktion von Urin.

4. Nervensystem :
- **Anatomie:** Unterteilt in das zentrale Nervensystem (Gehirn und Rückenmark) und das periphere Nervensystem (Nerven und Ganglien).
- **Physiologie:** Reguliert und koordiniert die Aktivitäten des Körpers, erkennt und interpretiert äußere und innere Reize und generiert angemessene Reaktionen.

5. Verdauungssystem :
- **Anatomie:** Umfasst den Mund, die Speiseröhre, den Magen, den Dünndarm, den Dickdarm, die Leber, die Gallenblase und die Bauchspeicheldrüse.
- **Physiologie:** Umwandlung von Nahrung in absorbierbare Nährstoffe, um Energie zu liefern und das Zellwachstum zu unterstützen.

6. Endokrines System :
- **Anatomie: Eine** Gruppe von Drüsen (u. a. Schilddrüse, Nebenschilddrüsen, Nebennieren, Bauchspeicheldrüse, Hypophyse), die Hormone produzieren.
- **Physiologie:** Regulierung verschiedener Körperfunktionen wie Stoffwechsel, Wachstum, Entwicklung und Stressreaktion durch die Sekretion von Hormonen.

7. Immunsystem :
- **Anatomie:** Umfasst die Thymusdrüse, das Knochenmark, die Lymphknoten, die Milz und das Netzwerk der Lymphgefäße.
- **Physiologie:** Schützt den Körper vor Infektionen und Krankheiten, indem er Krankheitserreger erkennt und eliminiert.

Wenn man in diese Systeme eintaucht und ihre Zusammenhänge versteht, erlangt man eine tiefe Wertschätzung für die Komplexität des menschlichen Körpers. Auf der Intensivstation ist dieses Wissen von entscheidender Bedeutung. Das Versagen eines dieser Systeme kann eine Kaskade von Auswirkungen haben, die ein schnelles und spezialisiertes Eingreifen erfordern, um den Patienten zu stabilisieren und die Heilung zu fördern.

Häufige Pathologien auf der Intensivstation

Da die Reanimation an der Front der Behandlung der schwersten medizinischen Fälle steht, behandelt sie eine Vielzahl von Krankheitsbildern. Ob es sich um akute Zustände infolge eines plötzlichen Ereignisses oder um Komplikationen einer chronischen Krankheit handelt, die Intensivstation ist für die Bewältigung dieser Situationen ausgerüstet. Hier ein Überblick über die häufig auf der Intensivstation auftretenden Krankheitsbilder :

1. Akute Ateminsuffizienz :
- **Ursprünge:** Pneumonie, Lungenödem, COPD-Exazerbation, schweres Asthma, Lungenembolie, ARDS (akutes Atemnotsyndrom).

2. Schock und hämodynamisches Versagen :
- **Ursachen:** Septischer Schock (aufgrund einer schweren Infektion), kardiogener Schock (Herzprobleme), hämorrhagischer Schock (starker Blutverlust), anaphylaktischer Schock (schwere allergische Reaktion).
-

3. Schwere neurologische Störungen :
- **Ursprünge:** Schlaganfall, Kopfverletzungen, Meningitis, Enzephalitis, unkontrollierte Epilepsie.

4. Akutes Nierenversagen :
- **Ursprünge:** Glomerulonephritis, Nephrotoxizität (durch bestimmte Medikamente oder Toxine), renale Ischämie, Komplikationen bei systemischen Erkrankungen.

5. Sepsis und schwere Infektionen :
- **Ursprünge:** Bakterielle, virale, pilzartige oder parasitäre Infektionen, die sich über den Blutkreislauf ausbreiten. Häufige Quellen sind u. a. Lungenentzündung, Meningitis, Harnwegsinfektionen oder Infektionen nach Operationen.

6. Multiple Traumata :
- **Ursprünge:** Verkehrsunfälle, Stürze aus großer Höhe, stumpfe Traumata, Schuss- und Stichverletzungen.

7. Postoperative Komplikationen :
- **Ursprünge:** Komplikationen nach Herzoperationen, Transplantationen, größeren Brust- oder Bauchoperationen oder nach Operationen mit Komplikationsrisiko.

8. Ausfall mehrerer Organe :
- **Ursprünge:** Entwicklung eines der vorherigen Zustände oder aufgrund einer Sepsis, einer schweren

Entzündung oder einer Ischämie, die mehrere Organe betrifft.

9. Schwere metabolische und endokrine Störungen :
   - **Ursprünge:** Diabetische Ketoazidose, hyperosmolares Koma, thyreotoxische Krise (Schilddrüsensturm), addisonische Krise.

10. Akute Vergiftungen :
   - **Ursachen:** Überdosierung von Medikamenten, Einnahme giftiger Substanzen, Kohlenmonoxidvergiftungen.

Jeder Patient auf der Intensivstation stellt eine einzigartige Reihe von Herausforderungen dar, die auf seiner Pathologie, seiner Krankengeschichte und seinen individuellen Bedürfnissen beruhen. Die Behandlung erfordert oft einen interdisziplinären Ansatz, bei dem Medizin, Chirurgie, Pharmakologie, Physiotherapie und andere Fachgebiete kombiniert werden, um die bestmögliche Versorgung zu bieten.

Vitalparameter :
Überwachung und Interpretation

Die Überwachung der Vitalparameter ist bei der Reanimation von grundlegender Bedeutung. Diese Messungen bieten einen sofortigen Überblick über die Stabilität und das physiologische Wohlbefinden des Patienten. Wenn sie regelmäßig überwacht und richtig interpretiert werden, können Komplikationen vorhergesehen, Eingriffe gesteuert und der Fortschritt des Patienten verfolgt werden.

1. Herzfrequenz (HF) :
- **Überwachung:** Mithilfe eines Herzmonitors, eines Pulsoximeters oder manuell an einem Pulspunkt.
- **Interpretation:** Eine hohe HF (Tachykardie) kann auf Fieber, Dehydrierung, Blutungen oder eine Reaktion auf Stress hinweisen. Eine niedrige HF (Bradykardie) kann bei manchen Personen normal sein oder auf ein Herzproblem, eine Medikamentenüberdosis oder einen erhöhten Hirndruck hinweisen.

2. Arterieller Blutdruck (BD) :
- **Überwachung:** Mit einem automatischen Blutdruckmessgerät oder einem Arterienkatheter zur kontinuierlichen invasiven Messung.
- **Interpretation:** Ein hoher Blutdruck kann auf Schmerzen, eine Stressreaktion oder eine Herzerkrankung hindeuten. Niedriger Blutdruck kann auf eine Blutung hinweisen,
- Herzversagen oder Sepsis.

3. Atemfrequenz (FR) :
- **Überwachung:** Direkte Beobachtung des Hebens und Senkens des Brustkorbs oder über einen Sensor auf dem Patientenmonitor.
- **Interpretation:** Eine hohe FR (Tachypnoe) kann auf Atemnot, Azidose oder Fieber zurückzuführen sein. Eine niedrige FR (Bradypnoe) könnte auf eine Medikamentenüberdosis, Atemmüdigkeit oder neurologische Veränderungen hinweisen.

4. Temperatur :
- **Überwachung:** Ohr-, Mund-, Rektal- oder Hautthermometer.
- **Interpretation:** Fieber deutet oft auf eine Infektion, eine Entzündung oder eine Reaktion auf bestimmte Medikamente hin. Eine niedrige Temperatur

(Hypothermie) kann die Folge von Kälteeinwirkung, einer Sepsis oder einer Nebenniereninsuffizienz sein.

5. Sauerstoffsättigung (SpO2) :
- **Überwachung:** Über ein Pulsoximeter, das normalerweise an einem Finger, Ohr oder Fuß angebracht wird.
- **Interpretation:** Ein niedriger SpO2-Wert weist auf eine Hypoxämie hin, die durch eine Ateminsuffizienz, eine Lungenembolie oder einen Herzshunt verursacht werden kann.

6. Schmerzskala :
- **Überwachung:** Durch standardisierte Skalen oder einfach durch Befragung des Patienten.
- **Interpretation:** Schmerzen können andere Vitalparameter beeinflussen, und ihre Behandlung ist für den Komfort und die Erholung von entscheidender Bedeutung.

7. Bewusstseinszustand :
- **Überwachung:** Über die Glasgow-Skala oder die AVPU-Bewertung (Alert, Response to Voice, Response to Pain, Non-Reactive).
- **Interpretation:** Eine Veränderung kann u. a. auf eine Hirnverletzung, Vergiftung, Hypoxie oder Hypoglykämie hinweisen.

Regelmäßigkeit und Genauigkeit bei der Überwachung dieser Parameter sind von entscheidender Bedeutung. Eine schnelle oder unerwartete Veränderung eines dieser Vitalzeichen kann der erste Hinweis auf eine drohende Komplikation sein, die ein sofortiges Eingreifen erfordert. In der Reanimation, wo jede Sekunde zählt, ist die Beherrschung der Überwachung und Interpretation der Vitalparameter eine unschätzbare Fähigkeit.

Kapitel 3 :
DIE TECHNIKEN
UND SPEZIFISCHE INTERVENTIONEN

Wege der Verabreichung
und Verwaltung von Kathetern

Auf der Intensivstation kann die schnelle und effiziente Verabreichung von Medikamenten und anderen Lösungen für das Überleben eines Patienten von entscheidender Bedeutung sein. Dies erfordert eine gründliche Kenntnis der verschiedenen Verabreichungswege und eine einwandfreie Beherrschung des Kathetermanagements.

1. Wege der Verabreichung :
- **Orale Verabreichung:** Obwohl sie aufgrund ihrer Einfachheit oft bevorzugt wird, ist sie aufgrund des Zustands des Patienten (Koma, Intubation) oder der Art des Medikaments möglicherweise nicht möglich.
- **Intravenöse (IV) Verabreichung:** Sie bietet einen direkten Zugang zum Blutkreislauf und ermöglicht eine schnelle Wirkung der Medikamente.
- **Intraossärer** Zugang **(IO):** Wird verwendet, wenn ein schneller intravenöser Zugang notwendig, aber schwierig zu erreichen ist. Sie beinhaltet das Einführen einer Nadel in das Knochenmark.
- **Subkutane Anwendung:** Hauptsächlich für die Verabreichung von Insulin oder Antikoagulanzien.
- **Intramuskuläre Anwendung:** Ermöglicht eine langsamere Aufnahme des Medikaments im Vergleich zur intravenösen Anwendung.
- **Transdermale Anwendung:** Mithilfe von Pflastern, die das Medikament durch die Haut in den Blutkreislauf freisetzen.

- **Inhalationsweg:** Für Medikamente, die direkt auf die Atemwege wirken sollen, wie z. B. Bronchodilatatoren.

2. Kathetermanagement :
   - Peripherer Venenkatheter :
     - **Einsetzen:** Auswahl der Stelle entsprechend der Anatomie des Patienten und der geplanten Dauer der Infusion.
     - **Pflege:** Regelmäßiges Wechseln, Überwachung auf Anzeichen einer Infektion oder Phlebitis, Aufrechterhaltung einer strikten Asepsis.
   - Zentraler Venenkatheter (ZVK) :
     - **Einsetzen:** Unter Ultraschallführung, um Komplikationen zu verringern. Häufige Stellen: Vena jugularis interna, Vena subclavia und Vena femoralis.
     - **Pflege:** Steriles Verbinden, auf Anzeichen einer Infektion achten, regelmäßige Überprüfung der Position durch Röntgenaufnahmen.
   - Arterienkatheter :
     - **Einsetzen:** Häufig in die Radial- oder Femoralarterie, um den Blutdruck zu überwachen oder Blutproben zu entnehmen.
     - **Pflege:** Überwachung der distalen Infusion, Aufrechterhaltung der Sterilität, Überprüfung der Druckkurve.
   - Swan-Ganz-Katheter oder Thermodilutionskatheter :
     - **Einsetzen: Misst** den Herzdruck und die gemischte Sauerstoffsättigung.
     - **Pflege:** Regelmäßige Kalibrierung, Überwachung der hämodynamischen Parameter, Vermeidung von Infektionen.
   - Katheter für die Dialyse :
     - **Einsetzen:** Für die Hämodialyse oder die kontinuierliche glomeruläre Filtration.

- **Pflege:** Überwachung auf Anzeichen einer Infektion, Beurteilung der Katheterfunktion, Aufrechterhaltung der Keimfreiheit.

Das Kathetermanagement auf der Intensivstation erfordert eine gründliche Ausbildung und eine regelmäßige Auffrischung der Fähigkeiten, um Komplikationen zu verhindern. Die richtige Handhabung, strenge Überwachung und das Verständnis für jede Art von Katheter sind entscheidend, um die Sicherheit und das Wohlergehen der Patienten zu gewährleisten.

Atemunterstützung : der nicht-invasiven Beatmung bei der Intubation

Wenn die Lunge eines Patienten bei einer Wiederbelebung nicht in der Lage ist, den Körper mit ausreichend Sauerstoff zu versorgen oder Kohlendioxid richtig abzubauen, kann eine Atemunterstützung lebenswichtig sein. Die Entwicklung bei der Behandlung von Patienten, die eine Atemunterstützung benötigen, hat sich im Laufe der Jahrzehnte erheblich weiterentwickelt und reicht von weniger invasiven Methoden bis hin zu komplexeren Eingriffen wie der Intubation.

1. Nicht-invasive Beatmung (NIV) :
   - **Ziel und Indikationen :** Die NIV unterstützt die Atemfunktion, ohne dass ein Schlauch in die Luftröhre eingeführt werden muss. Sie wird häufig bei COPD-Exazerbationen, kardiogenem Lungenödem und bestimmten Arten von Lungenentzündung eingesetzt.
   - CPAP (Continuous Positive Airway Pressure) :
     - Dabei handelt es sich um einen kontinuierlichen positiven Druck, der die Atemwege offen hält und häufig zur

Behandlung von Schlafapnoe und Lungenödemen eingesetzt wird.
- BiPAP (Bilevel Positive Airway Pressure) :
  - Im Gegensatz zu CPAP bietet BiPAP unterschiedliche Ein- und Ausatmungsdrücke, was eine bessere Unterstützung für diejenigen ermöglicht, die Schwierigkeiten haben, gegen einen positiven Druck auszuatmen.

2. Indikationen für eine Intubation :
Gründe, warum ein Patient eine Intubation benötigen könnte, sind u. a. akute Atemnot, Schutz der Atemwege (z. B. bei einer Operation), Unfähigkeit, CO_2 zu entfernen, oder Hypoventilation.

3. Vorgehen bei der Intubation :
- **Vorbereitung:** Venösen Zugang sicherstellen, angemessene Sedierung und Analgetika verabreichen, manchmal auch lähmende Wirkstoffe. Den Patienten in "sniffing position" (Riechposition) positionieren.
- **Technik:** Mithilfe eines Laryngoskops visualisiert der Arzt die Stimmbänder und führt den Endotrachealtubus ein. Die Bestätigung der Position ist lebenswichtig und wird in der Regel mit einer Kapnografie und Auskultation durchgeführt.
- **Mögliche Komplikationen:** Dazu gehören ein falsch platzierter Tubus, eine Stimmbandverletzung, eine ösophageale Intubation oder ein Pneumothorax.

4. Mechanische Belüftung :
Nach der Intubation wird der Patient häufig an ein mechanisches Beatmungsgerät angeschlossen, das je nach den Bedürfnissen des Patienten auf verschiedene Modi eingestellt werden kann, z. B. assistierte/kontrollierte Beatmung (ACV) oder Beatmung mit voreingestelltem Volumen oder Druck.

5. Entwöhnung und Extubation :
Die Entwöhnung ist der Prozess der allmählichen Verringerung der Abhängigkeit des Patienten von der mechanischen Beatmung. Sie muss sorgfältig geplant und durchgeführt werden. Die Extubation oder Entfernung des Tubus erfolgt, wenn der Patient in der Lage ist, effektiv selbstständig zu atmen.

Die Behandlung von Atemnot ist komplex und erfordert eine Koordination zwischen Ärzten, Krankenpflegern, Atemtherapeuten und anderen Mitgliedern des Pflegeteams. Ein gründliches Verständnis der Beurteilung der Atmung, der Indikationen für die einzelnen Unterstützungsarten und der möglichen Komplikationen ist für eine optimale Betreuung auf der Intensivstation unerlässlich.

Umgang mit Komplikationen und Notsituationen

Auf einer Intensivstation kann jeder Augenblick in eine Notfallsituation umschlagen. Krankenpfleger und das gesamte medizinische Personal müssen daher darauf vorbereitet sein, schnell und effektiv zu reagieren. Der Erfolg bei der Bewältigung von Komplikationen hängt von der Fähigkeit ab, Warnzeichen frühzeitig zu erkennen, ein gründliches Verständnis der potenziellen Ätiologie zu haben und einen geeigneten Interventionsplan umzusetzen.

1. Herzstillstand :
- **Erkennen:** Fehlen von Puls, Bewusstsein und Atmung.
- **Intervention:** Sofortiger Beginn der kardiopulmonalen Reanimation (HLW), Defibrillation, falls angezeigt, Verabreichung von Medikamenten nach dem ACLS-Protokoll (Advanced Cardiac Life Support).

2. Akute Atemnot :
- **Mögliche Ursachen:** Lungenödem, Pneumothorax, Lungenembolie, Aspiration.
- **Intervention:** Sauerstoffzufuhr, Anpassungen der Beatmung, evtl. Intubation oder Parazentese des Thorax.

3. Septischer Schock :
- **Erkennen:** Hypotonie, Tachykardie, verändertes Bewusstsein, Oligurie.
- **Intervention:** Rasche Verabreichung von Flüssigkeit, Antibiotika, hämodynamische Überwachung, evtl. Vasopressoren

4. Innere oder äußere Blutungen :
- **Erkennen:** Niedriger Blutdruck, Tachykardie, Blässe, Angst, sichtbare Blutungen.
- **Intervention:** Stoppen der Blutung, Flüssigkeitszufuhr, ggf. Bluttransfusion

5. Neurologische Komplikationen :
- **Beispiele:** Schlaganfall, intrakranielle Blutung, Hirnhernie.
- **Intervention:** Stabilisierung, Computertomografie, Kontrolle des intrakraniellen Drucks, ggf. Operation

6. Metabolische Komplikationen :
- **Beispiele:** Hyperkaliämie, Hypoglykämie, metabolische Azidose.
- **Intervention:** Korrektur der Anomalie mithilfe von Medikamenten, Dialyse oder anderen korrektiven Maßnahmen.

7. Komplikationen im Zusammenhang mit der Ausrüstung :
- **Beispiele:** Verlegung des Endotrachealtubus, Verstopfung des Katheters, Fehlfunktion des Beatmungsgeräts.

- **Intervention:** Schnelle Neubewertung der Ausrüstung, Korrektur oder Austausch, kontinuierliche Überwachung.

8. Infektiöse Komplikationen :
  - **Erkennen:** Fieber, Schüttelfrost, Veränderungen der Labortests, spezifische Symptome des betroffenen Organs.
  - **Intervention:** Kulturen, gezielte Antibiotika, Isolationsmaßnahmen.

Jede Komplikation oder jeder Notfall erfordert ein systematisches Vorgehen, das von einer umfassenden klinischen Beurteilung und häufig auch von diagnostischen Schnelltests geleitet wird. Der Schlüssel dazu ist schnelles, aber überlegtes Handeln, eine effektive Kommunikation mit dem Team und eine ständige Aktualisierung der Fähigkeiten und Kenntnisse durch ständige Weiterbildung. In einem so dynamischen Umfeld wie der Intensivstation ist Vorbereitung von entscheidender Bedeutung.

Kapitel 4 :
DIE KUNST DER KOMMUNIKATION IN INTENSIVPFLEGE

Kommunikation mit dem intubierten oder sedierten Patienten

Die Fähigkeit zu kommunizieren ist ein Grundbedürfnis des Menschen. Auf der Intensivstation befinden sich intubierte oder sedierte Patienten jedoch häufig in einer Situation, in der ihnen die Sprache zeitweise entzogen wird. Für den Krankenpfleger ist die Gewährleistung einer effektiven Kommunikation mit diesen Patienten nicht nur für eine optimale klinische Versorgung von entscheidender Bedeutung, sondern auch für das emotionale und psychologische Wohlbefinden des Patienten.

1. Die Bedeutung von Kommunikation :
   - **Angstreduktion:** Die Unfähigkeit zu sprechen oder sich frei zu bewegen kann zu starkem Stress führen. Den Patienten durch Kommunikation zu beruhigen, ist von entscheidender Bedeutung.
   - **Informationssammlung:** Auch ohne Sprache kann ein Patient lebenswichtige Informationen über seine Schmerzen, sein Unbehagen oder andere Bedürfnisse liefern.

2. Nonverbale Methoden :
   - **Lippenlesen:** Wenn der Patient in der Lage ist, die Lippen zu bewegen, ohne einen Ton von sich zu geben, kann Lippenlesen eine Option sein.

- **Zeichensprache:** Einfache Gesten wie ein hochgehaltener Daumen für "Ja" oder ein Kopfschütteln für "Nein" können vereinbart werden.
- **Kommunikationstafel:** Eine Tafel mit häufig verwendeten Wörtern, Buchstaben oder Symbolen, auf die der Patient zeigen kann.
- **Schreiben:** Wenn der Patient über genügend Kraft und Koordination verfügt, kann er seine Bedürfnisse oder Fragen aufschreiben.

3. Nutzung der Technologie :
- **Tablets oder Smartphones:** Spezielle Anwendungen können die Kommunikation erleichtern, insbesondere Anwendungen zur Sprachausgabe.
- **Lichter oder Klingeln :** Ein einfaches System, um das Personal zu alarmieren, kann eingerichtet werden.

4. Interpretation nonverbaler Signale :
- **Gesichtsausdrücke:** Eine Grimasse kann auf Schmerz hindeuten, ein Stirnrunzeln auf Verwirrung.
- **Gesten:** Gesten wie das Greifen an die Brust können auf Brustschmerzen hinweisen.
- **Körpersprache:** Unruhe, Stampfen oder andere Bewegungen können Unbehagen oder ein unerfülltes Bedürfnis signalisieren.

5. Menschliche Präsenz gewährleisten :
- **Berührung:** Eine gehaltene Hand, ein Streicheln über die Stirn oder eine einfache Berührung kann Trost und Zuversicht spenden.
- **Reden:** Auch wenn der Patient nicht antworten kann, kann es tröstlich sein, regelmäßig mit ihm zu sprechen, ihm zu erklären, was los ist, seine Lieblingsmusik abzuspielen oder die Stimme eines geliebten Menschen zu übertragen.

6. Vorbereitung auf die Kommunikation :
- **Ausbildung von Pflegekräften :** Krankenpfleger sollten speziell in der Kommunikation mit nonverbalen Patienten geschult werden.
- **Einbeziehung der Familie:** Angehörige können oft subtile Signale deuten, die das medizinische Personal übersehen könnte.

Die Kommunikation mit einem intubierten oder sedierten Patienten stellt eine Herausforderung dar, bleibt aber ein wesentlicher Aspekt der Betreuung auf der Intensivstation. Wenn Sie das Bedürfnis des Patienten, sich auszudrücken und zu verstehen, erkennen und Strategien anwenden, um diese Kommunikation zu erleichtern, kann dies seine Erfahrungen auf der Intensivstation erheblich verbessern.

Mit dem medizinischen Team zusammenarbeiten: Ärzte, Pflegehelfer, und andere Fachleute

Die Intensivstation ist eine komplexe Umgebung, in der das Leben der Patienten von schnellen, präzisen und koordinierten Interventionen abhängt. Für den Krankenpfleger ist die enge Zusammenarbeit mit einem multidisziplinären Team von grundlegender Bedeutung. Diese Zusammenarbeit gewährleistet nicht nur die Sicherheit des Patienten, sondern auch eine umfassende und optimale Betreuung.

1. Rollen verstehen :
- **Ärzte:** Sie stellen die Diagnose, legen den Behandlungsplan fest und sind oft die zentrale Stelle für die Koordination der Versorgung.

- **Pflegehelfer/innen :** Sie unterstützen bei der Grundpflege, z. B. bei der Hygiene, der Mobilisierung und der Ernährung.
- **Andere Fachkräfte:** Physiotherapeuten, Ernährungswissenschaftler, Apotheker, Psychologen usw. bringen ihre spezifischen Fachkenntnisse ein, um eine umfassende Betreuung zu gewährleisten.

2. Effektive Kommunikation :
   - **Gezielte Übermittlungen:** Bereitstellung genauer und relevanter Informationen bei Übermittlungen, um die Kontinuität der Pflege zu gewährleisten.
   - **Multidisziplinäre Treffen:** Bei diesen regelmäßigen Treffen werden komplexe Fälle besprochen und es wird sichergestellt, dass alle Fachkräfte aufeinander abgestimmt sind.

3. Für die Bedürfnisse des Patienten eintreten :
   - **Advocacy:** Der Krankenpfleger ist oft der wichtigste Fürsprecher des Patienten und sorgt dafür, dass dessen Bedürfnisse und Vorlieben berücksichtigt werden.
   - **Antizipation:** Die Bedürfnisse des Patienten vorhersehen und mit dem Team kommunizieren, damit die notwendigen Ressourcen bereitgestellt werden können.

4. Umgang mit Konflikten :
   - **Erkennen:** Eine Meinungsverschiedenheit oder Spannung schnell erkennen, um sie zu beheben.
   - **Verhandeln:** Finden Sie gemeinsame Lösungen, die das Fachwissen jedes Einzelnen respektieren und gleichzeitig das Wohl des Patienten in den Vordergrund stellen.

5. Fortlaufende Bildung und Ausbildung :
- **Interprofessionelle Schulungen:** Gemeinsames Lernen fördert ein besseres Verständnis der jeweiligen Rollen.
- **Workshops und Simulationen: Stellen Sie** komplexe Szenarien nach, um die Zusammenarbeit in realen Situationen zu üben.

6. Gegenseitige Unterstützung :
- **Wohlbefinden des Teams:** Erkennen Sie, dass jedes Teammitglied Stress oder Müdigkeit empfinden kann. Bieten Sie Unterstützung an und holen Sie sich Hilfe, wenn es nötig ist.
- **Feedback:** Konstruktives Feedback ermöglicht es dem Team, sich kontinuierlich zu verbessern.

7. Gemeinsame Dokumentation :
- **Elektronische Patientenakten: Stellen Sie** sicher, dass die Informationen aktuell, zugänglich und für alle Teammitglieder verständlich sind.
- **Protokolle und Richtlinien:** Klare und gemeinsame Richtlinien zu haben, stellt sicher, dass alle Teammitglieder auf der gleichen Wellenlänge sind.

Die Zusammenarbeit auf der Intensivstation ist nicht nur wünschenswert, sondern lebenswichtig. Der Krankenpfleger, der im Zentrum dieser Dynamik steht, muss nicht nur in seinen eigenen Fähigkeiten glänzen, sondern auch mit einer Vielzahl von Fachleuten interagieren, kommunizieren und zusammenarbeiten können. Die Patientenversorgung wird am effektivsten sein, wenn sie das Beste aus jedem einzelnen Fachgebiet herausholt.

Navigieren in schwierigen Situationen: trauernde Familie, heikle Bekanntmachungen

Einer der heikelsten Aspekte der Arbeit auf einer Intensivstation ist der Umgang mit Momenten starker Emotionen, sei es aufgrund einer schockierenden Nachricht, einer schlechten Prognose oder des Todes eines Patienten. Für den Krankenpfleger erfordert diese Navigation sowohl Mitgefühl als auch Taktgefühl und Kompetenz.

1. Die Phasen der Trauer verstehen :
   - **Verleugnung:** Die erste Reaktion ist oft Ungläubigkeit. Es ist sehr wichtig, der Familie Zeit zu geben, die Informationen zu verarbeiten.
   - **Wut:** Unverständnis kann zu Wut führen. Der Krankenpfleger sollte ruhig bleiben und Unterstützung bieten, ohne diese Wut persönlich zu nehmen.
   - **Marching, Depression, Akzeptanz: Das** Erkennen dieser Phasen kann dem Krankenpfleger helfen, eine angemessene Unterstützung anzubieten.

2. Bekanntgabe der Neuigkeit :
   - **Vorbereitung:** Bereiten Sie sich mental vor, wählen Sie einen ruhigen, privaten Ort und vergewissern Sie sich, dass der Zeitpunkt angemessen ist.
   - **Klarheit und Ehrlichkeit:** Verwenden Sie eine einfache Sprache, vermeiden Sie medizinischen Jargon und seien Sie ehrlich, wenn es um die Prognose geht.
   - **Empathie:** Einfühlungsvermögen zeigen, mehr zuhören als reden und der Familie erlauben, ihre Gefühle auszudrücken.

3. Umgang mit emotionalen Reaktionen :
- **Aktives Zuhören:** Ein offenes Ohr haben, die Gefühle der Familie erkennen und Unterstützung anbieten.
- **Beruhigen, ohne falsche Hoffnungen zu wecken:** Es ist entscheidend, realistisch zu sein und gleichzeitig Trost zu spenden.

4. Das Pflegeteam einbeziehen :
- **Spezialisierte Intervention:** Falls verfügbar, ein psychosoziales Unterstützungsteam oder einen Sozialarbeiter hinzuziehen, um der Familie zu helfen.
- **Nachbesprechung:** Besprechen Sie die Situation mit dem medizinischen Team, um sicherzustellen, dass alle über die Situation informiert sind, und um Unterstützung zu erhalten.

5. Rituale und Glauben respektieren :
- **Wissen:** Sich über die kulturellen oder religiösen Überzeugungen und Rituale der Familie informieren und diese nach Möglichkeit respektieren.
- **Flexibilität:** Anpassung der Pflege und Unterstützung an die Bedürfnisse der Familie.

6. Sich um sich selbst kümmern :
- **Emotionen erkennen:** Für Krankenpfleger ist es normal, Emotionen zu empfinden. Es ist wichtig, sie zu akzeptieren und Wege zu finden, mit ihnen umzugehen.
- **Dekompression:** Zeit finden, um sich zu entspannen, mit Kollegen oder einer Fachkraft zu sprechen und Entspannungstechniken zu üben.

7. Trauerbegleitung :
- **Gedenkfeier:** Falls angemessen, unterstützen Sie die Familie bei der Organisation einer Gedenkfeier oder einer Zeremonie im Krankenhaus.

- **Nachbetreuung:** In einigen Einrichtungen kann eine Nachbetreuung mit der Familie angeboten werden, um zusätzliche Unterstützung zu bieten.

Schwierige Situationen auf der Intensivstation sind unvermeidlich, aber mit einem einfühlsamen, informierten und wohlwollenden Ansatz kann der Krankenpfleger einen bedeutenden Unterschied für die Patienten und ihre Familien machen.

Kapitel 5 :
EMOTIONALES MANAGEMENT
UND WOHLBEFINDEN

Burn-out verstehen,
mitfühlende Müdigkeit
und posttraumatischer Stress

Die Intensivstation mit ihrem rasanten Tempo und den oft kritischen Situationen ist ein Schmelztiegel, in dem intensive Emotionen hochkochen. Für das Pflegepersonal bedeutet die Arbeit dort, sich nicht nur den medizinischen, sondern auch den emotionalen und psychologischen Herausforderungen zu stellen. Drei Phänomene sind besonders bemerkenswert: Burn-out, mitfühlende Erschöpfung und posttraumatischer Stress.

Im medizinischen Bereich wird häufig von **Burn-out** gesprochen. Es ist dieses Gefühl des Ausgebranntseins, bei dem der Pfleger eine tiefe Erschöpfung, zunehmende Demotivation und ein Gefühl der Ineffizienz verspürt. Im Zentrum dieses Phänomens steht ein Sinnverlust. Die täglichen Aufgaben scheinen unüberwindbar zu sein, es entsteht eine Distanz zwischen der Fachkraft und ihren Patienten und die Leidenschaft, die sie einst beseelte, erlischt.

Die **mitfühlende Erschöpfung, die mit dem** Burn-out in Verbindung steht, sich aber von diesem unterscheidet, tritt auf, wenn der Pfleger durch das Ausgesetztsein gegenüber dem Leiden anderer emotional erschöpft ist. Es ist, als ob die Fähigkeit zur Empathie, diese schöne Eigenschaft, die viele Pfleger zu hervorragenden Fachleuten macht, zu einer doppelten Klinge wird. Durch das viele Fühlen, Mitfühlen und Begleiten stellt sich eine Schwere ein. Die Geschichten der Patienten sind nicht mehr nur einzelne Anekdoten, sondern eine kumulative Last, die das Herz bedrückt.

Und dann gibt es noch die **posttraumatische Belastungsstörung**. In der Intensivpflege ist es nicht ungewöhnlich, Zeuge von traumatischen Situationen, unerwarteten Todesfällen und folgenschweren Entscheidungen zu werden. Diese Ereignisse können, auch wenn man im Umgang mit ihnen geschult ist, Spuren hinterlassen. Wie ein fernes Echo kehren sie in Form von Flashbacks, Schlaflosigkeit oder dumpfen Ängsten zurück.

Aber diese Phänomene zu verstehen, bedeutet bereits einen Schritt in Richtung Umgang mit ihnen. Es bedeutet, anzuerkennen, dass Verletzlichkeit keine Schwäche, sondern eine menschliche Realität ist. Der Pflegehelfer darf bei seinem Bestreben, zu helfen, nicht vergessen, sich selbst zu helfen. Es können Strategien entwickelt werden, sei es, ein Gleichgewicht zwischen Berufs- und Privatleben zu finden, mit Kollegen zu sprechen oder professionelle Unterstützung zu suchen.

Die Schönheit des Pflegeberufs liegt in dieser Selbsthingabe, dieser Fähigkeit, für andere da zu sein. Aber um weiter zu geben, muss man auch in der Lage sein, sich selbst aufzufüllen, neue Kraft zu schöpfen und manchmal zu akzeptieren, dass der empfundene Schmerz das Spiegelbild einer zutiefst engagierten Menschlichkeit ist.

Techniken der Resilienz und Self-Care

Angesichts der ergreifenden Realitäten auf der Intensivstation ist es für das Pflegepersonal zwingend erforderlich, Resilienzmechanismen zu entwickeln und

Selbstfürsorge zu praktizieren. Diese Methoden sind kein Zeichen von Schwäche, sondern vielmehr Werkzeuge, um die geistige, emotionale und körperliche Gesundheit zu erhalten und zu stärken.

1. Resilienz verstehen :
Resilienz ist nicht die Abwesenheit von Emotionen angesichts von Widrigkeiten, sondern die Fähigkeit, nach schwierigen Situationen wieder auf die Beine zu kommen. Sie bedeutet, seine Emotionen zu erkennen, sie zu verarbeiten und Wege zu finden, um weiterzumachen.

2. Achtsamkeit (mindfulness) kultivieren :
Das Praktizieren von Meditation oder Achtsamkeit hilft dabei, im gegenwärtigen Moment verankert zu bleiben. Sie hilft, negative Emotionen zu distanzieren, Stress besser zu bewältigen und die Toleranz gegenüber emotionalem Schmerz zu erhöhen.

3. Grenzen setzen :
Zu lernen, "Nein" zu sagen oder um Hilfe zu bitten, ist von entscheidender Bedeutung. Die eigenen Grenzen erkennen zu können und sich selbst die Erlaubnis zu geben, Pausen zu machen, ist entscheidend für die Burnout-Prävention.

4. Körperliche Pflege :
Bewegung, eine ausgewogene Ernährung und ausreichend Schlaf sind die Grundlagen für eine gute Gesundheit. Sie helfen dabei, Stress zu bekämpfen, die Stimmung zu verbessern und das Immunsystem zu stärken.

5. Suche nach Unterstützung :
Es kann sehr hilfreich sein, mit Kollegen, Freunden oder Therapeuten über die eigenen Erfahrungen und Gefühle zu sprechen. Formelle oder informelle Selbsthilfegruppen bieten einen sicheren Raum, um sich auszutauschen und sich verstanden zu fühlen.

6. Regenerative Aktivitäten :
Jeder muss herausfinden, was ihn stärkt. Das kann Lesen, Kunst, Musik, Zeit mit geliebten Menschen, die Natur usw. sein. Diese Aktivitäten helfen dabei, abzuschalten, sich zu regenerieren und neue Energie zu gewinnen.

7. Journaling :
Regelmäßiges Schreiben ermöglicht es, Gedanken und Gefühle auszudrücken, über erlebte Situationen nachzudenken und Lösungen oder neue Perspektiven zu finden.

8. Weiterbildung :
Schulungen in Stressbewältigung, Kommunikation oder auch Entspannungstechniken können sehr vorteilhaft sein. Sie bieten konkrete Werkzeuge, um die Herausforderungen des Berufs zu bewältigen.

9. Erfolge feiern :
Auch kleine Siege verdienen es, gefeiert zu werden. Sie erinnern an das ultimative Ziel dieses Berufs: zu helfen und zu heilen.

10. Dankbarkeit :
Dankbarkeit zu üben, selbst in den dunkelsten Momenten, hat nachweislich positive Auswirkungen auf die psychische Gesundheit. Dies kann gedanklich, schriftlich oder laut geschehen.

Der Schlüssel liegt darin, zu erkennen, dass Selbstfürsorge kein Luxus, sondern eine Notwendigkeit ist. In einem so anspruchsvollen Beruf wie der Intensivpflege, in dem man so viel von sich selbst gibt, ist es unerlässlich, sich daran zu erinnern, dass man nicht aus einem trockenen Brunnen schöpfen kann. Resilienz und Selbstfürsorge sind die Mittel, mit denen man dafür sorgt, dass dieser Brunnen immer gefüllt ist.

Unterstützung unter Gleichaltrigen und die Bedeutung der Nachbesprechung

In der schnelllebigen Welt der Intensivpflege sind die Verbindungen zwischen den Fachleuten mehr denn je von entscheidender Bedeutung. Jenseits von Protokollen und Techniken steht der Mensch im Mittelpunkt des Berufs. In einem Umfeld, in dem Entscheidungen weitreichende Konsequenzen haben und die Emotionen hochkochen, erweisen sich die Unterstützung unter Kollegen und die Praxis der Nachbesprechung als entscheidende Instrumente.

1. Die Stärke der Unterstützung unter Gleichaltrigen :
Die Arbeit auf einer Intensivstation ist von Natur aus stressig. Krankenpfleger, Ärzte und andere Berufsgruppen werden regelmäßig Zeugen von belastenden Situationen. In diesem Zusammenhang ist es von unschätzbarem Wert, sich an einen Kollegen wenden zu können, der die Komplexität dieser Momente versteht.

- **Gegenseitiges Verständnis:** Wer sonst kann den Druck einer schwierigen Intubation, die Trauer über den Verlust eines Patienten oder die Frustration über eine komplizierte Situation besser verstehen als ein Kollege, der das Gleiche erlebt hat?
- **Austausch von Strategien :** Im Gespräch mit Gleichaltrigen werden nicht nur Gefühle ausgetauscht, sondern auch Bewältigungsstrategien, Tipps und Ratschläge.

2. Die Bedeutung des Debriefings :
Bei der Nachbesprechung, die häufig nach bedeutsamen oder traumatischen Ereignissen durchgeführt wird, kommt das Team zusammen, um die Situation zu besprechen.

- **Emotionen ausdrücken und bewältigen :** Nach einem kritischen Ereignis ist es entscheidend, seine

Gefühle verbalisieren zu können, sei es Angst, Schuld, Wut oder anderes.

- Die **Situation analysieren:** Die Nachbesprechung ist nicht nur emotional. Es ist auch eine Gelegenheit, die getroffenen Entscheidungen noch einmal zu überprüfen, die Maßnahmen zu bewerten und zukünftige Verbesserungen zu erwägen.
- **Stärkung des Teamzusammenhalts:** Zusammenzukommen und einen Moment der Verletzlichkeit zu teilen, stärkt die Bindung zwischen den Teammitgliedern. Dies schafft ein Arbeitsumfeld, das auf Vertrauen und gegenseitigem Respekt beruht.

3. Regelmäßige Unterstützung einrichten :
Man sollte nicht warten, bis eine Krise eintritt, um sich gegenseitig zu unterstützen oder Debriefings zu praktizieren. Am besten ist es, regelmäßige Mechanismen einzuführen, wie z. B. :

- **Regelmäßige Teamsitzungen:** Diese Zeiten können genutzt werden, um Fälle zu besprechen, Bedenken auszutauschen oder Erfolge zu feiern.
- **Debriefing-Schulung:** Alle Teammitglieder sollten in dieser Praxis geschult werden, damit sie sie voll nutzen können.
- **Schaffung eines offenen Umfelds:** Förderung einer Kultur, in der der Ausdruck von Emotionen akzeptiert und Diskussionen angeregt werden.

In einem so anspruchsvollen Bereich wie der Intensivpflege sind Solidarität und gegenseitige Unterstützung nicht nur ein Vorteil, sondern lebenswichtig. Sie helfen, das Gleichgewicht zu halten, eine optimale Pflegequalität zu gewährleisten und das Wohlbefinden derjenigen zu sichern, die Tag für Tag an vorderster Front stehen.

Kapitel 6 :
REALE FALLSTUDIEN :
LERNEN DURCH ERFAHRUNG

Fall von akutem Atemversagen

Auf der Intensivstation kann das Versagen eines Organs oder Systems schnell in eine Kette von Komplikationen umschlagen. Insbesondere das akute Atemversagen gehört zu den häufigsten und kritischsten medizinischen Notfällen, die ein schnelles und wirksames Eingreifen erfordern.

1. Definition :
Akutes Atemversagen ist definiert als die Unfähigkeit der Lunge, einen angemessenen Sauerstoffgehalt aufrechtzuerhalten und/oder Kohlendioxid ordnungsgemäß zu entfernen. Es kann hypoxämisch (Sauerstoffmangel) oder hyperkapnisch (Kohlendioxidüberschuss) sein.

2. Häufige Ursachen :
Akutes Atemversagen kann aus verschiedenen Gründen auftreten, u. a. :
- Lungenentzündung
- Akutes Lungenödem
- Schweres Asthma
- Lungenembolie
- ARDS (akutes Atemnotsyndrom)
- Thoraxtrauma
- Einatmen von Rauch oder Chemikalien

3. Klinische Zeichen :
Die Symptome können je nach Ursache und Schweregrad variieren, umfassen aber in der Regel :
- Dyspnoe (Atemnot)

- Zyanose (bläuliche Färbung der Haut, besonders um die Lippen und Nägel herum)
- Tachypnoe (schnelle Atmung)
- Einsatz der Nebenmuskeln beim Atmen
- Veränderung des Bewusstseins
- Schweißausbrüche

4. Betreuung auf der Intensivstation :
Schnelligkeit und Effizienz sind entscheidend, um einen Patienten mit akutem Atemversagen zu stabilisieren.

- **Ersteinschätzung:** Wie bei jedem medizinischen Notfall besteht der erste Schritt in einer ABCD-Einschätzung (Airway, Breathing, Circulation, Disability), um sicherzustellen, dass die Atemwege frei sind, die Atmung zu beurteilen, den Kreislauf zu überprüfen und das Bewusstsein zu beurteilen.
- **Sauerstofftherapie:** Die Verabreichung von Sauerstoff ist oft notwendig, um die Sauerstoffzufuhr zu erhöhen. Dies kann über eine Maske, eine Nasenkanüle oder in schweren Fällen über eine mechanische Beatmung erfolgen.
- **Spezifische Behandlung:** Die Behandlung hängt von der zugrunde liegenden Ursache des Versagens ab. Dazu können Medikamente gehören, z. B. Bronchodilatatoren bei Asthma, Antibiotika bei einer Lungenentzündung oder Diuretika bei einem Lungenödem.
- **Kontinuierliche Überwachung:** In der Intensivpflege ist die Überwachung von entscheidender Bedeutung. Dazu gehören die regelmäßige Messung der Blutgase, die Überwachung der Sauerstoffsättigung, die Beurteilung der Atemarbeit und das Abhören der Lunge.

Akutes Atemversagen ist ein medizinischer Notfall, der Fachwissen, eine schnelle Entscheidungsfindung und eine enge Zusammenarbeit aller im Gesundheitswesen tätigen

Personen erfordert. Auf der Intensivstation besteht das Ziel nicht nur darin, den Patienten zu stabilisieren, sondern auch die zugrunde liegende Ursache zu behandeln, um weitere Komplikationen zu vermeiden.

Umgang mit einem septischen Schock

Der septische Schock ist einer der schwersten medizinischen Notfälle und wird häufig auf der Intensivstation angetroffen. Er ist eine Komplikation einer Infektion und kann zu multiplem Organversagen und zum Tod führen, wenn er nicht schnell und angemessen behandelt wird. Das Verständnis und die schnelle Behandlung dieses Syndroms sind für die Verbesserung der Überlebensraten von entscheidender Bedeutung.

1. Verständnis des septischen Schocks :
Der septische Schock wird durch eine Infektion ausgelöst, die zu einer systemischen Entzündungsreaktion im gesamten Körper führt. Diese Reaktion kann zu einer verminderten Herzleistung und einer schlechten Durchblutung lebenswichtiger Organe führen.

2. Anzeichen und Symptome :
Sie können variieren, umfassen aber oft :
- Fieber oder Hypothermie
- Schneller und schwacher Puls
- Schnelle Atmung
- Niedriger Blutdruck trotz angemessener Behandlung
- Veränderung des Bewusstseins
- Verminderte Diurese
- Zyanose

3. Erstversorgung :
- **Volämische Reanimation:** Es ist entscheidend, schnell intravenöse Flüssigkeiten zu verabreichen, um das Herzzeitvolumen und die Organperfusion zu erhöhen.
- **Antibiotikatherapie:** Antibiotika sollten so bald wie möglich nach dem Sammeln von Kulturen verabreicht werden, um die zugrunde liegende Ursache der Infektion zu bekämpfen.
- **Aufrechterhaltung der Infusion:** In Fällen, in denen der Blutdruck nicht auf eine volämische Reanimation anspricht, können vasopressorische Medikamente wie Norepinephrin erforderlich sein.

4. Überwachung und Unterstützung durch Organe :
- **Hämodynamische Überwachung:** Eine invasive Überwachung wie ein arterieller Katheter oder ein Swan-Ganz-Katheter kann erforderlich sein, um den Blutdruck, das Herzzeitvolumen und andere Parameter zu beurteilen.
- **Atemunterstützung:** Viele Patienten mit septischem Schock benötigen eine mechanische Beatmung aufgrund von Atemnot oder zum Schutz der Atemwege.
- **Nierenunterstützung:** In Fällen von Nierenversagen kann eine extrarenale Reinigung, wie z. B. eine Dialyse, erforderlich sein.
- **Blutzuckerausgleich:** Die Kontrolle des Blutzuckerspiegels ist von entscheidender Bedeutung, da hohe oder instabile Werte das Krankheitsbild verschlimmern können.

5. Umfassender Ansatz :
- **Suche nach der Quelle:** Die Quelle der Infektion zu identifizieren und zu behandeln ist von grundlegender Bedeutung. Dies kann eine Operation erfordern, z. B. um einen Abszess zu entleeren.

- **Überwachung der Laborparameter:** Blutlaktat, vollständiges Blutbild, Kulturen und biochemische Bilanzen sind entscheidend für die Beurteilung des Schweregrads und die Steuerung der Behandlung.

Die Behandlung des septischen Schocks ist eine Herausforderung, die eine frühzeitige Erkennung, ein schnelles Eingreifen und einen multidisziplinären Ansatz erfordert. Mit einer angemessenen Behandlung können die Überlebenschancen der Patienten erheblich verbessert werden. Es ist jedoch entscheidend, sich vor Augen zu halten, dass jede Minute zählt und dass die Koordination zwischen Krankenpflegern, Ärzten und anderen Gesundheitsfachkräften von entscheidender Bedeutung ist, um das beste Ergebnis für den Patienten zu erzielen.

In einem Fall eingreifen
akutem Nierenversagen

Akutes Nierenversagen (ANI) ist ein Zustand, bei dem die Nieren plötzlich ihre Fähigkeit verlieren, Abfallstoffe aus dem Blut zu filtern. Sie kann sich innerhalb von Stunden oder Tagen entwickeln und kann tödlich verlaufen, wenn sie nicht schnell behandelt wird. In der Intensivpflege erfordert die Behandlung der ARI besondere Aufmerksamkeit und Fachkenntnisse.

1. Akutes Nierenversagen verstehen :
Eine AKI kann aus einer Vielzahl von Faktoren resultieren, u. a. aus einem verminderten Blutfluss zu den Nieren, einer direkten Nierenschädigung oder einer Blockierung des Harnflusses.

2. Häufige Ursachen :
- Hypovolämie
- Septischer Schock
- Nephrotoxische Medikamente

49

- Glomerulonephritis
- Verstopfung der Harnwege, wie bei Nierensteinen
- Renale Ischämie

3. Erkennen von Anzeichen und Symptomen :
  - Verminderte Diurese (Urinproduktion)
  - Schwellung der Beine, Knöchel oder Füße
  - Müdigkeit oder Verwirrung
  - Übelkeit
  - Brustschmerzen oder Kurzatmigkeit
  - Hyperkaliämie (hoher Kaliumspiegel im Blut)

4. Betreuung auf der Intensivstation :
  - **Wiederherstellung der Nierenperfusion:** Wenn die AKI auf eine Hypovolämie oder einen Schock zurückzuführen ist, kann die Verabreichung von intravenösen Flüssigkeiten und/oder Medikamenten zur Unterstützung des Blutdrucks erforderlich sein.
  - **Vermeiden Sie nephrotoxische Medikamente:** Einige Medikamente können eine AKI verschlimmern, daher ist es entscheidend, alle verabreichten Medikamente zu bewerten und entsprechend anzupassen.
  - **Sorgfältige Überwachung:** Die regelmäßige Messung der Diurese, der Blutelektrolyte, des Kreatinins und des Harnstoffs ist für die Beurteilung der Nierenfunktion und die Steuerung der Behandlung von entscheidender Bedeutung.
  - **Behandlung von Elektrolytungleichgewichten:** Ungleichgewichte, insbesondere eine Hyperkaliämie, können lebensbedrohlich sein und erfordern ein rasches Eingreifen.
  - **Nierenunterstützung:** In schweren Fällen, in denen die Nieren ihre Funktion nicht schnell wieder aufnehmen, kann eine vorübergehende extrarenale Reinigung wie Dialyse oder Hämofiltration erforderlich sein.

5. Mit Spezialisten zusammenarbeiten :
Eine frühzeitige nephrologische Beratung ist häufig angezeigt, um die Behandlung zu steuern und Entscheidungen über invasivere Eingriffe wie die Dialyse zu treffen.

Akutes Nierenversagen auf der Intensivstation erfordert eine multidisziplinäre Behandlung, eine engmaschige Überwachung und ein schnelles Eingreifen. Der Schwerpunkt muss auf der Prävention, der Behandlung der zugrunde liegenden Ursache und der Unterstützung der Nierenfunktion liegen. Bei entsprechender Intervention und Zusammenarbeit können viele Fälle von AKI reversibel sein und eine Erholung der Nierenfunktion ermöglichen.

Kapitel 7 :
AUSRÜSTUNG UND TECHNOLOGIEN
IN INTENSIVPFLEGE

Lüftungsmaschinen und Monitore

In der Intensivpflege ist die mechanische Beatmung oft lebenswichtig, um Patienten mit Atemnot zu unterstützen oder ihre Atemwege zu schützen. Die Beatmungsgeräte und die dazugehörigen Monitore sind zentrale Elemente dieser Intervention. Das Verständnis ihrer Funktionsweise, ihrer Modi und der Parameter, die sie überwachen, ist für alle auf der Intensivstation tätigen Fachkräfte von entscheidender Bedeutung.

1. Einführung in die mechanische Beatmung :
Die mechanische Beatmung ist eine Methode, mit der die Atemfunktion eines Patienten ersetzt oder unterstützt wird, indem eine Maschine ein Gemisch aus Luft und Sauerstoff direkt in die Lunge liefert.

2. Lüftungsmaschinen :
- **Beatmungsgeräte mit konstantem Volumen:** Sie geben bei jedem Atemzug ein bestimmtes Luftvolumen ab, unabhängig von Druckschwankungen.
- **Beatmungsgeräte mit konstantem Druck :** Sie geben die Luft mit einem bestimmten Druck ab, wobei das Volumen je nach Lungen-Compliance und Atemwegswiderstand variieren kann.
- **Hybridventilatoren:** Sie kombinieren die Eigenschaften der beiden vorherigen und ermöglichen so eine größere Flexibilität bei der Behandlung.

3. Gängige Beatmungsmodi :

- **Kontrolliertes Volumen (Controlled Volume, CCV):** Bei jedem Atemzug wird ein vordefiniertes Volumen verabreicht.
- **Druckgesteuert (PC):** Die Maschine gibt Luft ab, bis ein bestimmter Druck erreicht ist.
- **Kontrollierte Atemunterstützung/Atmung (A/C):** Ermöglicht sowohl spontane als auch mechanische Atmung.
- **Druckunterstützung (PS):** Unterstützt jede spontane Atmung des Patienten, indem sie eine vordefinierte Druckunterstützung bietet.
- **Hochfrequenzbeatmung:** Verwendet sehr schnelle Atemzüge mit geringem Volumen, um die Lunge mit Sauerstoff zu versorgen und gleichzeitig den Schaden zu minimieren.

4. Assoziierte Monitore :
Die Echtzeitüberwachung des beatmeten Patienten ist entscheidend, um eine effektive und sichere Beatmung zu gewährleisten.

- **Messung des Tidalvolumens : Die** Menge an Luft, die bei jedem Atemzug abgegeben wird.
- **Atemwegsdruck:** Gibt den Druck in der Lunge während der Beatmung an.
- **Atemfrequenz: Die** Anzahl der Atemzüge pro Minute, unabhängig davon, ob sie vom Patienten oder von der Maschine eingeleitet werden.
- **Kapnographie:** Misst die Konzentration des ausgeatmeten CO_2, die für die Beurteilung der alveolären Ventilation wesentlich ist.
- **Sauerstoffsättigung (SpO2) :** Misst den Prozentsatz des an Sauerstoff gebundenen Hämoglobins im Blut und spiegelt die Wirksamkeit der Sauerstoffversorgung wider.

5. Praktische Aspekte und Sicherheit :
- **Alarme:** Alle Beatmungsmaschinen sind mit Alarmen ausgestattet, die Abweichungen von den eingestellten Parametern, Abschaltungen oder Verstopfungen melden.
- **Wartung und Überprüfungen :** Regelmäßige Kontrollen und vorbeugende Wartung sind unerlässlich, um den reibungslosen Betrieb dieser lebenswichtigen Maschinen zu gewährleisten.
- **Aus- und Weiterbildung:** Jede Fachkraft, die in der Intensivpflege tätig ist, sollte in der Bedienung, Überwachung und Früherkennung von Problemen mit Beatmungsgeräten geschult werden.

Die mechanische Beatmung ist ein Grundpfeiler der Behandlung in der Intensivpflege. Die Technik zu beherrschen, die verschiedenen Beatmungsarten zu verstehen und die Daten der Monitore zu interpretieren, sind wichtige Fähigkeiten, um eine sichere und wirksame Behandlung zu gewährleisten. Eine enge Zusammenarbeit zwischen Ärzten, Krankenpflegern, Atemtherapeuten und Technikern ist für eine optimale Versorgung von beatmeten Patienten unerlässlich.

Die Ausstattung
der hämodynamischen Überwachung

Die hämodynamische Überwachung ist für die Beurteilung und Steuerung des Managements von schwerkranken Patienten auf der Intensivstation von entscheidender Bedeutung. Sie bietet ein Echtzeitfenster für die kardiovaskuläre Funktion des Patienten und ermöglicht schnelle und gezielte Interventionen als Reaktion auf hämodynamische Veränderungen.

1. Einführung in die hämodynamische Überwachung :
Bei der hämodynamischen Überwachung werden die Vitalparameter überwacht, die mit dem Blutkreislauf und der Herzfunktion zusammenhängen.

2. Nicht-invasive Monitore :
- **Nicht-invasiver Blutdruckmonitor (NIBD): Misst** regelmäßig den Blutdruck mithilfe einer aufblasbaren Manschette.
- **Pulsoxymetrie (SpO2) :** Bewertet die Sauerstoffsättigung des Blutes mithilfe eines Sensors, der sich normalerweise an der Fingerspitze befindet.
- **Elektrokardiografie (EKG):** Überwacht die elektrische Aktivität des Herzens und ermöglicht so die Erkennung von Arrhythmien und anderen Herzfehlern.

3. Invasive Monitore :
- **Arterienkatheter: Wird** normalerweise in die Arteria radialis oder femoralis gelegt. Er ermöglicht eine kontinuierliche Messung des Blutdrucks und erleichtert die Blutentnahme.
- **Swan-Ganz oder Lungenarterien-Ballonkatheter:** Durch eine Zentralvene eingeführt und in die Lungenarterie vorgeschoben, misst er den pulmonal-arteriellen Druck, den zentral-venösen Druck (PVC) und das Herzzeitvolumen.

4. Fortgeschrittene Monitore :
- **Gegenschnittkardiometrie (PICCO): Eine** Kombination aus arterieller Katheterisierung und Thermodilutionsverfahren zur Schätzung des Herzzeitvolumens und anderer Parameter.
- **Ösophagusdoppler:** Verwendet Ultraschall zur Schätzung des Herzzeitvolumens und zur Darstellung des Blutflusses in den wichtigsten Herzkammern.

- **Bioimpedanz- oder Bioreaktanz-Monitoring:** Misst die Veränderungen des elektrischen Widerstands des Brustkorbs, um das Blutvolumen und das Herzzeitvolumen zu schätzen.

5. Interpretation und Anwendung :
   - **Volumenausgleich:** Verwendung hämodynamischer Daten, um die Flüssigkeitsreanimation, den Einsatz von Vasopressoren oder Inotropika zu steuern.
   - **Beurteilung der Herzfunktion:** Erkennung von Herzfehlern und Lenkung von Maßnahmen zur Unterstützung des Herzens.
   - **Überwachung nach** Herzoperationen: Postoperative Überwachung, um Komplikationen zu erkennen und die Therapien anzupassen.

6. Sicherheit und Vorsichtsmaßnahmen :
   - **Mögliche Komplikationen:** Die Überwachung der Kathetereinführungsstellen ist von entscheidender Bedeutung, um Infektionen, Blutungen oder Thrombosen zu vermeiden.
   - **Alarme:** Die Monitore verfügen über Alarme, die bei Abweichungen von definierten Parametern ausgelöst werden und ein schnelles Eingreifen ermöglichen.
   - **Schulung:** Krankenpfleger in der Intensivpflege sollten in der Anwendung, Überwachung und Früherkennung von Problemen mit hämodynamischen Überwachungsgeräten geschult werden.

Die hämodynamische Überwachung ist ein Eckpfeiler in der Betreuung von Patienten auf der Intensivstation. Sie erfordert ein tiefgreifendes Verständnis der überwachten Parameter, technische Fähigkeiten für die Installation und Wartung der Geräte sowie die Fähigkeit, die Daten in Echtzeit zu interpretieren und darauf einzuwirken, um die bestmögliche Versorgung des Patienten zu gewährleisten.

Technologische Innovationen und Telemedizin

In der sich ständig verändernden medizinischen Landschaft der Intensivpflege spielt die Technologie eine beispiellose Rolle bei der Verbesserung der Patientenversorgung und der Erleichterung der Zusammenarbeit zwischen den Angehörigen der Gesundheitsberufe. Das digitale Zeitalter hat die Telemedizin hervorgebracht, die medizinisches Fachwissen und Technologie verschmelzen lässt, um den Umfang der Versorgung zu erweitern, insbesondere in Situationen, in denen physische Nähe schwierig ist.

1. Einführung in technologische Innovationen in der Reanimation :
Technologische Fortschritte haben die Betreuung von Patienten auf der Intensivstation grundlegend verändert, da sie genauere Instrumente für Diagnose, Behandlung und Überwachung bieten.

2. Elektronische Patientenakten (Electronic Medical Records, EMR) :
- **Zentralisierung von Informationen:** EMRs sammeln alle Informationen über einen Patienten an einem Ort und verbessern so die Effizienz und Sicherheit der Pflege.
- **Interaktivität:** Sie ermöglichen Aktualisierungen in Echtzeit, Warnungen für das Gesundheitspersonal und eine gründliche Analyse der Patientendaten.

3. Fernüberwachungsgeräte :
- **Angeschlossene Monitore:** Diese Geräte senden Vitaldaten an einen zentralen Ort und ermöglichen so eine ständige Überwachung, auch aus der Ferne.
- **Mobile Apps:** Sie ermöglichen es Gesundheitsfachkräften, Patienten aus der Ferne zu

überwachen, Warnungen zu erhalten und jederzeit auf entscheidende Informationen zuzugreifen.

4. Telemedizin auf der Intensivstation :
- **Virtuelle Konsultationen:** Experten können sich einmischen und fachlichen Rat anbieten, ohne physisch neben dem Patienten zu stehen.
- **Fernüberwachung:** Telemedizinische Zentren können mehrere Patienten an verschiedenen Orten überwachen und so sicherstellen, dass Anomalien schnell erkannt und behandelt werden.
- **Aus- und Weiterbildung:** Die Telemedizin bietet Möglichkeiten zur Weiterbildung des Personals mit Webinaren, virtuellen Simulationen und anderen Ressourcen.

5. Künstliche Intelligenz (KI) und Datenanalyse :
- **Vorhersage von Komplikationen :** KI-Algorithmen können Patientendaten analysieren, um diejenigen zu identifizieren, die ein Risiko für Komplikationen haben.
- **Unterstützung** bei der **Diagnose:** KI kann z. B. bei der Erkennung von Anomalien in medizinischen Bildern oder EKG-Kurven helfen.
- **Optimierung der Behandlung:** Die Analyse großer Datenmengen kann Therapieentscheidungen lenken, um die Erfolgschancen zu maximieren.

6. Herausforderungen und ethische Erwägungen :
- **Sicherheit der Daten :** Die Zentralisierung von Daten wirft Fragen der Vertraulichkeit und Sicherheit auf.
- **Zuverlässigkeit:** Die Einführung neuer Technologien erfordert eine sorgfältige Überprüfung, um sicherzustellen, dass sie zuverlässig sind.
- **Zugang und Ungleichheiten:** Es muss unbedingt sichergestellt werden, dass die Vorteile der Telemedizin und der technologischen Innovationen

allen Patienten zugute kommen, unabhängig von ihrer geografischen oder sozioökonomischen Situation.

Die Integration technologischer Innovationen in die Intensivpflege hat die Art und Weise, wie die Pflege geleistet wird, verändert. Auch wenn diese Technologien enorme Vorteile bieten, erfordern sie eine kontinuierliche Schulung, eine ständige Evaluierung und eine besondere Aufmerksamkeit für ethische Fragen. Die Herausforderung besteht darin, wie diese Werkzeuge integriert werden können, um die Pflege zu verbessern und gleichzeitig die Sicherheit, Ethik und Fairness für alle Patienten zu gewährleisten.

Kapitel 8 :
PHARMAKOLOGIE
AUF DER INTENSIVSTATION

Häufig verwendete Medikamente in der Intensivpflege

Die komplexe Betreuung von Patienten auf der Intensivstation erfordert den Einsatz zahlreicher, oftmals hochwirksamer Medikamente zur Behandlung, Stabilisierung oder Unterstützung lebenswichtiger Körperfunktionen. Dabei handelt es sich um eine breite Palette von Medikamenten, die eine Vielzahl von klinischen Anforderungen erfüllen.

1. Einführung in Medikamente bei der Reanimation :
Die in der Intensivpflege verwendeten Medikamente sind entscheidend, um auf akute Situationen und Organversagen zu reagieren und die Vitalparameter aufrechtzuerhalten oder zu stabilisieren.

2. Herz-Kreislauf-Mittel :
- **Vasopressoren (Noradrenalin, Adrenalin):** Werden zur Erhöhung des Blutdrucks bei starkem niedrigem Blutdruck eingesetzt.
- **Inotropika (Dobutamin, Milrinon) :** Verbessern die Kontraktilität des Herzens.
- **Antihypertensiva (Nitroprussid, Labetalol):** Werden zur Senkung des hohen Blutdrucks verwendet.

3. Atemwegsmedikamente :
- **Bronchodilatatoren (Salbutamol, Ipratropium) :** Erweitern die Atemwege bei einem Bronchospasmus.

- Kortikosteroide (Hydrocortison, Methylprednisolon): Reduzieren die Entzündung in der Lunge.

4. Neurologische Mittel und Sedierung :
   - **Sedativa (Midazolam, Propofol):** Werden zur Sedierung bei Intubation oder Agitation eingesetzt.
   - **Antikonvulsiva (Phenytoin, Levetiracetam):** Zur Behandlung oder Vorbeugung von epileptischen Anfällen.
   - **Analgetika (Morphin, Fentanyl)** : Zur Schmerzlinderung.

5. Nieren- und Elektrolytmittel :
   - Diuretika (Furosemid, Mannitol) : Helfen dabei, überschüssige Flüssigkeit auszuscheiden.
   - **Elektrolytergänzungen und -korrekturen** (Kaliumchlorid, Natriumbicarbonat): Korrigieren Elektrolytungleichgewichte.

6. Antiinfektiöse Medikamente :
   - **Antibiotika (Cefazolin, Meropenem):** Zur Behandlung einer Vielzahl von bakteriellen Infektionen.
   - Antimykotika (Fluconazol, Anfotericin B) : Zur Behandlung von Pilzinfektionen.
   - Antivirale Mittel (Acyclovir, Oseltamivir) : Bei viralen Infektionen.

7. Gastrointestinale Medikamente :
   - **Antiulcerative Mittel (Omeprazol, Ranitidin)** : Schützen die Magenschleimhaut und beugen Stressgeschwüren vor.
   - **Prokinetika (Metoclopramid): Erleichtern** die gastrointestinale Motilität.

8. Endokrine Medikamente :
   - **Insulin:** Zur Regulierung des Blutzuckerspiegels.

- **Schilddrüsenhormone:** In einigen Fällen von Schilddrüsenfunktionsstörungen.

9. Antikoagulantien und Hämostatika :
  - **Heparin, Warfarin:** Verhindern die Blutgerinnung.
  - **Protamin:** Gegenmittel zu Heparin.
  - **Gerinnungsfaktoren:** Bei Blutungen oder Koagulopathien.

Die Beherrschung der Medikamente in der Intensivpflege ist für das Pflegepersonal von entscheidender Bedeutung. Jeder Wirkstoff hat seine eigenen Indikationen, Kontraindikationen, Wechselwirkungen und Nebenwirkungen. Ein sinnvoller Einsatz, der auf einem gründlichen Verständnis beruht, gewährleistet eine optimale Pflege und minimiert die mit der Medikation verbundenen Risiken.

Verwaltung und Management Nebenwirkungen

Die wirksame Verabreichung von Medikamenten ist ein wesentlicher Bestandteil der Pflege auf der Intensivstation. Aufgrund der Stärke und Komplexität der eingesetzten Medikamente ist die Überwachung und Behandlung von Nebenwirkungen jedoch ebenso entscheidend, um die Sicherheit und das Wohlergehen der Patienten zu gewährleisten.

1. Einleitung :
Die Verwaltung von Medikamenten in der Intensivpflege geht über die bloße Verabreichung hinaus. Sie beinhaltet eine ständige Überwachung der Reaktionen der Patienten, die Früherkennung von Nebenwirkungen und ein schnelles Eingreifen zur Abschwächung dieser Wirkungen.

2. Verwaltungsprotokolle :
- **Überprüfung vor der Verabreichung:** Sicherstellen, dass das richtige Medikament dem richtigen Patienten in der richtigen Dosis, auf dem richtigen Weg und zur richtigen Zeit verabreicht wird.
- **Verabreichungstechniken:** Die spezifischen Kenntnisse, die erforderlich sind, um Medikamente über verschiedene Wege zu verabreichen, z. B. intravenös, oral oder inhalativ.
- **Nachsorge nach der Verabreichung:** Die sofortige Überwachung nach der Verabreichung auf Anzeichen einer Reaktion.

3. Häufige Nebenwirkungen :
- **Allergische Reaktionen:** Symptome wie Hautausschlag, Ödeme, Atemnot oder anaphylaktischer Schock.
- **Organspezifische Toxizitäten:** Zum Beispiel Nephrotoxizität bei bestimmten Antibiotika oder Kardiotoxizität bei bestimmten Medikamenten.
- **Auswirkungen auf das zentrale Nervensystem:** Schläfrigkeit, Schwindel oder Ruhelosigkeit bei bestimmten Schmerz- oder Beruhigungsmitteln.

4. Vermeidung von Nebenwirkungen :
- **Titration:** Anpassung der Dosis, um die gewünschte Wirkung ohne Nebenwirkungen zu erzielen.
- **Therapiemonitoring:** Verwenden Sie Labortests, um den Spiegel von Medikamenten zu überwachen, insbesondere von Medikamenten mit einer geringen therapeutischen Breite.
- **Patientenaufklärung:** Informieren Sie die Patienten (wenn möglich) und ihre Familien über mögliche Nebenwirkungen, damit diese frühzeitig erkannt werden können.

5. Interventionen bei Nebenwirkungen :
- **Dosisanpassung:** Reduzieren oder erhöhen Sie die Dosis je nach Situation.
- **Antidote:** Einige Medikamente haben spezifische Gegenmittel, um ihren Wirkungen entgegenzuwirken.
- **Symptomatische Unterstützung:** Zum Beispiel die Verabreichung von Antihistaminika bei einer allergischen Reaktion.

6. Psychologische und emotionale Implikationen :
- **Angst und Verwirrung:** Einige Medikamente können veränderte mentale Zustände hervorrufen. Das Erkennen und Abschwächen dieser Effekte ist von entscheidender Bedeutung.
- **Kommunikation:** Erklären Sie der Familie und dem Patienten (wenn möglich) die Gründe für die medikamentenbedingten Stimmungs- oder Verhaltensänderungen.

7. Interprofessionelle Zusammenarbeit :
- **Rolle des Apothekers:** Apotheker sind unschätzbare Verbündete, wenn es darum geht, bei der optimalen Verabreichung von Medikamenten zu helfen, Informationen über Wechselwirkungen von Medikamenten bereitzustellen und Ratschläge zum Umgang mit Nebenwirkungen zu geben.
- **Interdisziplinäre Teams:** Die Zusammenarbeit zwischen Krankenpflegern, Ärzten, Apothekern und anderen Gesundheitsfachkräften ist für ein optimales Medikamentenmanagement von entscheidender Bedeutung.

Der Umgang mit Nebenwirkungen auf der Intensivstation erfordert eine strenge Überwachung, schnelles Eingreifen und eine enge Zusammenarbeit zwischen den Angehörigen der Gesundheitsberufe. Jedes Medikament hat das Potenzial, einen therapeutischen Nutzen zu bringen, aber es ist von entscheidender Bedeutung, diesen Nutzen gegen die potenziellen Risiken abzuwägen. Das oberste Ziel ist immer, die Sicherheit, den Komfort und das Wohlbefinden des Patienten zu gewährleisten.

Antibiotikaprophylaxe und Infektionsmanagement

Eine der größten Herausforderungen auf der Intensivstation ist die Prävention und das Management von Infektionen. Die Antibiotikaprophylaxe, der Einsatz von Antibiotika zur Verhinderung von Infektionen, spielt dabei eine wesentliche Rolle. Der richtige Ansatz erfordert jedoch eine schwierige Abwägung zwischen der Vermeidung von Infektionen und der Eindämmung der Antibiotikaresistenz.

1. Einleitung :
Die Umgebung der Intensivstation ist besonders infektionsanfällig: schwerkranke Patienten, häufige invasive Eingriffe und eine hohe Rate an Antibiotikaeinsatz. Daraus ergibt sich die Bedeutung der Antibiotikaprophylaxe und eines effektiven Infektionsmanagements.

2. Grundsätze der Antibiotikaprophylaxe :
- **Zielgerichtet:** Die Antibiotikaprophylaxe ist nicht universell, sondern wird in bestimmten Situationen oder bei bestimmten Verfahren mit hohem Infektionsrisiko eingesetzt.
- **Dauer:** Sie ist in der Regel kurz, um die Entwicklung von Resistenzen zu begrenzen.
- **Wahl des Antibiotikums:** Das Antibiotikum muss gegen die Krankheitserreger wirksam sein, die für das betreffende Verfahren oder die betreffende Situation am wahrscheinlichsten sind.

3. Situationen, die eine Antibiotikaprophylaxe erfordern :
- **Operationen mit hohem Risiko:** z. B. Herz-Kreislauf-Eingriffe, Transplantationen.
- **Schwere Traumata:** Offene Frakturen, Schädel-Hirn-Traumata.
- Einführen von invasiven medizinischen Geräten: Zentralkatheter, Drainagen.

4. Erkennung und Überwachung von Infektionen :
- **Klinische Anzeichen:** Fieber, Leukozytose, Veränderungen des Blutdrucks.
- **Mikrobiologische Untersuchung:** Blutkulturen, Urinkulturen, Kulturen von Körperflüssigkeiten.

5. Umgang mit nachgewiesenen Infektionen :
- **Schnelle Einleitung der Behandlung :** Die schnelle Verabreichung von Antibiotika ist oft lebenswichtig.
- **Adaptive Therapie:** Anpassung der Behandlung auf der Grundlage der Empfindlichkeit der identifizierten Krankheitserreger.
- **Sequenzielle Therapie:** Wechsel von einer intravenösen zu einer oralen Therapie, sobald der Patient stabil ist.

6. Prävention von therapieassoziierten Infektionen :
- **Händehygiene:** Die einfachste und wirksamste Maßnahme, um die Übertragung von Infektionen zu verhindern.
- **Vorsichtsmaßnahmen bei der Isolierung: Bei** Patienten, die mit resistenten Krankheitserregern infiziert oder kolonisiert sind.

7. Problematik der multiresistenten Bakterien :
- **Überwachung: Die** schnelle Erkennung einer Kolonisierung oder Infektion mit resistenten Stämmen ist von entscheidender Bedeutung.

- **Kontrollstrategien:** Isolierung der Patienten, verstärkte Desinfektion und Einschränkung des Einsatzes von Breitbandantibiotika.

8. Bildung und Ausbildung :
  - **Medizinisches Personal:** Sensibilisierung für gute Hygienepraktiken, Protokolle zur Antibiotikaprophylaxe und Antibiotikamanagement.
  - **Patienten und Familien:** Sensibilisierung für die Bedeutung der Handhygiene und das Erkennen von Anzeichen einer Infektion.

Die Antibiotikaprophylaxe und das Infektionsmanagement auf Intensivstationen sind eine echte Herausforderung und erfordern einen facettenreichen Ansatz. Dabei werden zwei Ziele verfolgt: die Patienten vor Infektionen zu schützen und gleichzeitig die Wirksamkeit von Antibiotika für die Zukunft zu erhalten.

Kapitel 9 :
Ethik UND GESETZGEBUNG
IN DER REANIMATION

Entscheidungen am Lebensende
und Einschränkung der Pflege

In der hektischen Welt der Intensivstation, in der das Leben ständig neben dem Tod steht, gehören Entscheidungen über das Lebensende und die Einschränkung der Pflege zu den heikelsten und emotionalsten Herausforderungen für das medizinische Team, die Patienten und ihre Familien.

1. Einleitung :
Konfrontiert mit Situationen, in denen eine Heilung nicht mehr möglich ist oder in denen medizinische Interventionen das Leben verlängern können, ohne seine Qualität zu verbessern, müssen Angehörige der Gesundheitsberufe komplexe Entscheidungen am Lebensende treffen.

2. Ethik und Leitprinzipien :
* **Autonomie:** Respektieren Sie die Wünsche und Vorlieben des Patienten, sofern diese bekannt sind.
* **Nutzen und Nichtnutzen:** Nutzen und Risiken von Behandlungen abwägen.
* **Gerechtigkeit:** Sicherstellen, dass die Ressourcen gerecht verwendet werden und jeder Patient eine angemessene Versorgung erhält.

3. Kommunikation :
* **Vorausschauende Diskussion: Besprechen Sie** den Willen und die Vorlieben des Patienten, lange bevor die Situation kritisch wird.

- **Offener Dialog:** Sorgen Sie für eine transparente Kommunikation mit dem Patienten (falls möglich) und der Familie über den Gesundheitszustand, die Behandlungsoptionen und die erwarteten Ergebnisse.

4. Einschränkung der Pflege :
- **Nicht unternehmen: Sich dafür** entscheiden, eine Behandlung oder einen Eingriff aufgrund der vermuteten Nutzlosigkeit oder der Wünsche des Patienten nicht zu beginnen.
- **Abbrechen:** Eine bereits laufende Behandlung oder Intervention abbrechen, weil sie als unnötig erachtet wird oder den Wünschen des Patienten zuwiderläuft.

5. Palliative Sedierung :
- **Ziel:** Linderung von unerträglichen Symptomen am Lebensende wie Schmerzen oder Angst, ohne die Absicht, den Tod zu beschleunigen.
- **Modalitäten:** Auswahl der Medikamente, Anpassung der Dosis und Überwachung der Auswirkungen.

6. Verweigerung der Behandlung durch den Patienten :
- **Patientenrecht:** Jeder Mensch hat das Recht, eine Behandlung abzulehnen, selbst wenn dies zu seinem Tod führen kann.
- **Patientenverfügung :** Vom Patienten verfasstes Dokument, das seine Wünsche bezüglich seiner Betreuung am Lebensende zum Ausdruck bringt.

7. Begleitung der Familie :
- **Emotionale Unterstützung:** Helfen Sie der Familie, diese schwierige Zeit zu überstehen und zu trauern.
- **Einbeziehung in die Entscheidungsfindung:** Die Familie in Entscheidungen einbeziehen, dabei aber die Wünsche des Patienten respektieren.

8. Die Zeit danach: Trauer und Unterstützung :
- **Debriefing:** Postmortale Gespräche mit dem medizinischen Team, um die getroffenen Entscheidungen zu verstehen.
- **Psychologische Unterstützung: Bieten Sie** Beratungs- oder Therapiesitzungen an, die bei der Verarbeitung der Trauer helfen.

9. Ausbildung und Unterstützung des medizinischen Teams :
- **Ethikschulung:** Regelmäßige Schulung des Teams über ethische Grundsätze und bewährte Verfahren bei Entscheidungen am Lebensende.
- **Emotionale Unterstützung:** Stellen Sie einen Raum zur Verfügung, in dem Teammitglieder ihre Gefühle ausdrücken können und Unterstützung erhalten.

Entscheidungen am Lebensende auf der Intensivstation sind zutiefst menschlich und erfordern aufmerksames Zuhören, tiefes Mitgefühl und einen soliden ethischen Sinn. Wenn man die Wünsche und die Würde des Patienten respektiert und gleichzeitig die Familie und das medizinische Team unterstützt, können diese Entscheidungen mit Integrität und Menschlichkeit getroffen werden.

Die Gesetzgebung rund um die Organspende

Einer der heikelsten und komplexesten Bereiche der Medizin ist die Organspende. Im Zusammenhang mit der Intensivpflege können sich Möglichkeiten zur Entnahme von Organen zur Transplantation aus einer Situation ergeben, in der der Hirntod festgestellt wird, was eine

Reihe von ethischen, praktischen und rechtlichen Fragen aufwirft.

1. Einleitung :
Die Organspende rettet jeden Tag Leben. Doch hinter jeder altruistischen Geste stehen regulatorische und gesetzliche Aspekte, die die Sicherheit, den Respekt und die Würde des Spenders und des Empfängers gewährleisten sollen.

2. Schlüsseldefinitionen :
- **Hirntod:** Vollständiges und irreversibles Fehlen jeglicher Hirnaktivität.
- **Lebendspender: Eine** Einzelperson, die zu Lebzeiten ein Organ oder einen Teil eines Organs spendet.
- **Verstorbener Spender: Eine** Person, die den Hirntod oder einen Herz-Kreislauf-Tod erlitten hat.

3. Zustimmung zur Spende :
- **Mutmaßliche Einwilligung:** In einigen Ländern gilt jeder Bürger als mutmaßlicher Spender, es sei denn, er hat sich zu Lebzeiten ausdrücklich dagegen ausgesprochen.
- **Explizite Zustimmung: Ein** System, in dem die postmortale Organspende eine vorherige Zustimmung des Spenders oder seiner Familie erfordert.

4. Die Rolle der Familie :
- **Information: Informieren Sie** die Familie über das Potenzial einer Organspende und respektieren Sie dabei ihr Bedürfnis zu trauern.
- **Entscheidung:** Wenn der Verstorbene seinen Willen nicht geäußert hat, wird häufig die Familie konsultiert, um die Entscheidung zu treffen.

5. Verfahren zur Erklärung des Hirntods :
- **Neurologische Tests:** Durchführung von Tests, um das völlige Fehlen von Gehirnaktivität zu bestätigen.

- **Dokumentation:** Jede Erklärung des Hirntodes muss gründlich dokumentiert werden.

6. Sicherheit und Ethik der Probenahme :
   - **Keine Interessenkonflikte:** Das für den Patienten zuständige Intensivpflegeteam muss vom Transplantationsteam getrennt sein.
   - **Respekt vor dem Körper:** Die Verfahren müssen sorgfältig durchgeführt werden, um die Würde des Spenders zu gewährleisten.

7. Zuteilung der Organe :
   - **Fairness:** Organe sollten auf der Grundlage medizinischer Bedürfnisse und nicht nach sozioökonomischen Kriterien zugeteilt werden.
   - **Verträglichkeit:** Sicherstellung der Übereinstimmung zwischen Spender und Empfänger, um die Erfolgsaussichten der Transplantation zu maximieren.

8. Organspende bei Lebendspendern :
   - Medizinische und psychologische Beurteilung: Um die Sicherheit des Spenders zu gewährleisten.
   - **Freie und informierte Zustimmung:** Der Spender muss umfassend über die Risiken und Vorteile informiert werden.

9. Sensibilisierung und Bildung :
   - **Nationale Kampagnen:** Um die Bevölkerung zu ermutigen, ihren Willen bezüglich der Organspende zu äußern.
   - **Medizinische Ausbildung: Schulung der Angehörigen der** Gesundheitsberufe, damit sie das Thema mit Takt und Mitgefühl angehen.

Die Gesetzgebung rund um die Organspende steht am Scheideweg zwischen dem medizinischen Imperativ, Leben zu retten, und dem ethischen Imperativ, den Willen und die

Würde des Einzelnen zu respektieren. Klarheit, Transparenz und Mitgefühl müssen jeden Schritt des Prozesses leiten, von der Erklärung des Hirntodes bis hin zur erfolgreichen Transplantation.

Vertraulichkeit und die informierte Zustimmung

Die Medizin an der Schnittstelle von Wissenschaft, Ethik und Menschlichkeit erinnert uns ständig daran, wie einzigartig jeder Patient ist und wie viel Respekt und Aufmerksamkeit er verdient. Zwei der Grundpfeiler dieses heiklen Tanzes zwischen Angehörigen der Gesundheitsberufe und Patienten sind Vertraulichkeit und Einwilligung nach Aufklärung. Diese Konzepte sind zwar vertraut, gewinnen aber im Kern des Themas an Komplexität.

Vom ersten Kontakt mit einem Patienten an wird eine Art stillschweigender Vertrag geschlossen. Dieser Vertrag garantiert, dass alles, was geteilt, besprochen oder beobachtet wird, innerhalb der Mauern der Praxis oder des Untersuchungszimmers bleibt. Die Vertraulichkeit ist dieses stille Versprechen, das der Arzt dem Patienten gibt: ein Versprechen der Diskretion, der Sicherheit und des Respekts. Sie ist ein Schutz, nicht nur für die intimen Details der Gesundheit des Patienten, sondern auch für seine Würde, seinen Ruf und manchmal auch für seine tiefsten Ängste. In einer Welt, in der Informationen zur Währung werden, ist diese Vertraulichkeit eine Festung.

Doch die Medizin beschränkt sich nicht darauf, zuzuhören und zu beobachten. Sie erfordert Handlungen, Eingriffe und Entscheidungen. Und genau hier kommt die informierte Einwilligung ins Spiel. Stellen wir uns für einen

Moment vor, die Medizin sei ein weites Meer, reich an Möglichkeiten, aber gespickt mit potenziellen Stürmen. Die Einwilligung nach Aufklärung ist der Kompass, mit dem der Patient durch dieses Meer navigieren kann. Er stellt sicher, dass der Patient nicht nur die ruhigen Gewässer versteht, die ihn erwarten, sondern auch die möglichen Stürme. Wenn der Arzt also eine Route vorschlägt, ist der Patient in der Lage, diese zu akzeptieren oder abzulehnen, bewaffnet mit allen notwendigen Informationen.

Der Prozess der informierten Einwilligung ist ein heikler Tanz. Der Arzt muss nicht nur informieren, sondern auch sicherstellen, dass der Patient wirklich versteht. Es handelt sich nicht um eine bloße Formalität, sondern um einen offenen und kontinuierlichen Dialog. Es ist eine Einladung, Fragen zu stellen, Zweifel zu äußern und Bedenken zu teilen. Es ist eine Anerkennung der Tatsache, dass der Arzt zwar der Experte in medizinischen Fragen ist, der Patient jedoch der Experte für sein eigenes Leben.

Natürlich gibt es Momente, in denen diese Grundsätze auf die Probe gestellt werden: Notfallsituationen, in denen die Zeit drängt, Momente, in denen die Fähigkeit des Patienten, zu verstehen, beeinträchtigt ist, oder Situationen, in denen Angehörige eingreifen müssen. Aber diese Ausnahmen unterstreichen nur die Bedeutung dieser Säulen in der täglichen Praxis.

Letztendlich sind Vertraulichkeit und informierte Einwilligung nicht einfach nur Konzepte oder Verfahren. Sie spiegeln die tiefe Menschlichkeit der Medizin wider. Sie erinnern daran, dass im Zentrum jeder Intervention, jeder Diagnose und jeder Behandlung ein Mensch steht - mit seinen Hoffnungen, Ängsten, Träumen und Sorgen. Und es ist diese Person, in all ihrer Komplexität und Einzigartigkeit, die immer im Zentrum der medizinischen Gleichung bleiben muss.

Kapitel 10 :
FORSCHUNG UND FORTSCHRITTE
IN INTENSIVPFLEGE

Klinische Studien :
verstehen und mitmachen

Die Welt der Medizin ist ständig in Bewegung und nährt sich von Entdeckungen und wissenschaftlichen Fortschritten, um die Behandlung von Patienten ständig zu verbessern. Im Zentrum dieser Fortschritte stehen die klinischen Studien. Diese medizinischen Forschungsarbeiten, die an Freiwilligen durchgeführt werden, ermöglichen es, neue Behandlungsmethoden zu entwickeln, ihre Wirksamkeit zu testen und ihre Sicherheit zu gewährleisten. Die Teilnahme an einer klinischen Studie kann jedoch Fragen und sogar Bedenken aufwerfen. Das Verständnis ihres Wesens und ihres Ablaufs ist daher für jeden, der eine Teilnahme in Betracht zieht, von entscheidender Bedeutung.

Zunächst einmal ist es wichtig zu definieren, was eine klinische Studie ist. Stellen Sie sich eine Brücke vor zwischen der Forschung im Labor, wo neue Moleküle oder Techniken entdeckt werden, und dem Krankenzimmer, in dem ein Patient eine Behandlung erhält. Diese Brücke ist die klinische Studie. Sie validiert, dass die Behandlung nicht nur wirksam, sondern auch sicher für den Patienten ist.

Klinische Studien laufen in der Regel in mehreren Phasen ab. In der ersten Phase geht es vor allem darum, die Sicherheit einer Behandlung zu bestimmen, potenzielle Nebenwirkungen zu ermitteln und die optimale Dosierung festzulegen. In den folgenden Phasen wird die Gruppe der Teilnehmer schrittweise erweitert, um die Wirksamkeit der Behandlung zu bewerten, sie mit anderen bestehenden Behandlungen zu vergleichen und Nebenwirkungen langfristig zu überwachen. Jede Phase wird von strengen Protokollen begleitet, die die Sicherheit und das Wohlergehen der Teilnehmer gewährleisten.

Aber warum sollte man sich für die Teilnahme an einer klinischen Studie entscheiden? Die Beweggründe sind vielfältig. Manche hoffen auf eine neue Behandlungsmethode, die möglicherweise wirksamer ist als die bisherigen Möglichkeiten. Für andere ist es der altruistische Wunsch, zum Fortschritt der Medizin beizutragen. Diese Entscheidung sollte jedoch niemals leichtfertig getroffen werden. Die Teilnahme ist mit Verpflichtungen verbunden, wie z. B. regelmäßigen Arztbesuchen, Tests oder Anpassungen der Behandlung. Außerdem können die Ergebnisse, wie bei jeder Forschung, nicht garantiert werden. Einige Teilnehmer könnten von deutlichen Verbesserungen profitieren, während andere möglicherweise keinen nennenswerten Nutzen verspüren.

Hier kommt die Bedeutung der informierten Einwilligung ins Spiel. Vor der Teilnahme an einer Studie muss jeder Freiwillige vollständig über die Ziele, Verfahren, potenziellen Risiken und den erwarteten Nutzen informiert werden. Dieser Prozess stellt sicher, dass die Entscheidung zur Teilnahme auf einem vollständigen Verständnis beruht und nicht auf falschen Erwartungen oder Missverständnissen.
Es ist auch entscheidend zu verstehen, dass jeder Teilnehmer das Recht hat, sich jederzeit von einer klinischen Studie zurückzuziehen, ohne negative Folgen für seine zukünftige medizinische Versorgung.

Klinische Studien sind wertvolle Werkzeuge auf der unaufhörlichen Reise der Medizin zu neuen Horizonten. Sie verkörpern die Zusammenarbeit zwischen Forschern,

Angehörigen der Gesundheitsberufe und Patienten, um die nächsten Kapitel der modernen Medizin zu schreiben. Wer eine Teilnahme in Erwägung zieht, sollte sich unbedingt informieren, Fragen stellen und die Vor- und Nachteile sorgfältig abwägen, denn in diesem Streben nach Fortschritt ist jeder Teilnehmer ein wertvoller Partner.

Die neuesten Entdeckungen und wichtigsten Fortschritte in der Reanimation

Die Intensivstation ist der Schmelztiegel, in dem das Leben oft zwischen Zerbrechlichkeit und Widerstandsfähigkeit schwankt. Im Laufe der Zeit hat dieses medizinische Fachgebiet von wichtigen Innovationen und Entdeckungen profitiert, die nicht nur die Patientenversorgung verbessert, sondern auch die Zukunft der Notfallmedizin geformt haben. Tauchen wir ein in einige der bedeutendsten Fortschritte der letzten Jahre im Bereich der Reanimation.

- Personalisierte Medizin in der Reanimation :
    - Fortschritte in der Genomik und Bioinformatik haben zu einem besseren Verständnis dafür geführt, wie individuelle genetische Faktoren die Reaktion eines Patienten auf eine Behandlung beeinflussen können. Dies hat zu gezielteren und individualisierten Behandlungen für Intensivpatienten geführt, die Nebenwirkungen minimieren und die Ergebnisse optimieren.
- Telemedizin in der Intensivpflege :
    - Das Aufkommen der Telemedizin hat es Reanimationsexperten ermöglicht, medizinische Teams aus der Ferne zu beraten und zu unterstützen, insbesondere in unterversorgten

Gebieten oder während Gesundheitskrisen wie der COVID-19-Pandemie.

- Fortschritte bei der mechanischen Beatmung :
  - Innovationen im Bereich der Beatmungsgeräte haben adaptivere Beatmungsmodi ermöglicht, die in Echtzeit auf die Bedürfnisse des Patienten reagieren und so die mit der Beatmung verbundenen Komplikationen verringern.
- ECMO (Extrakorporale Membranoxygenierung) :
  - Obwohl die ECMO nicht völlig neu ist, haben sich ihre Anwendungen und Techniken verbessert und bieten Patienten mit schwerem Herz- oder Lungenversagen einen Rettungsanker, wenn andere Maßnahmen versagt haben.
- Die gezielte Steuerung der Temperatur :
  - Die Forschung hat gezeigt, dass eine genaue Kontrolle der Körpertemperatur nach einem Herzstillstand die neurologischen Ergebnisse verbessern kann. Dies hat zu einer breiteren Akzeptanz der Hypothermie-Therapie und des gezielten Wärmemanagements geführt.
- Biomarker in der Reanimation :
  - Die Verwendung von Biomarkern zur schnellen Vorhersage oder Diagnose von akuten Zuständen wie Sepsis hat zu schnelleren und gezielteren Interventionen geführt und die Überlebensraten verbessert.
- Simulation in der Reanimation :
  - Das simulationsgestützte Training für das Personal von Wiederbelebungsmaßnahmen hat an Bedeutung gewonnen und ermöglicht praktische Schulungen ohne Risiko für die Patienten.

- Künstliche Intelligenz (KI) und fortgeschrittene Analytik :
  - KI hat ihren Platz in der Reanimation gefunden, indem sie bei der schnellen Analyse großer Datenmengen hilft und so eine frühzeitige Erkennung von Organversagen oder anderen Komplikationen ermöglicht.

Diese Fortschritte sind zwar beeindruckend, aber nur die Spitze des Eisbergs. Die Reanimation entwickelt sich, wie jedes andere medizinische Fachgebiet, dank Forschung, Innovation und dem unermüdlichen Einsatz der Angehörigen der Gesundheitsberufe weiter. In dem Maße, wie die Technologie fortschreitet und unser Verständnis der menschlichen Biologie wächst, ist zu erwarten, dass weitere Revolutionen die Art und Weise verändern werden, wie wir uns um die Schwächsten unter uns kümmern.

Wie man in einem sich ständig verändernden Bereich auf dem Laufenden bleibt

In der heutigen schnelllebigen Welt entwickeln sich Branchen, Technologien und Wissen in einem beispiellosen Tempo. Für jeden Berufstätigen ist es nicht nur ein Muss für seine Karriere, auf dem Laufenden zu bleiben, sondern auch eine Notwendigkeit, um das Beste zu bieten. Hier sind Schritte und Strategien, die Ihnen helfen, in Ihrem Fachgebiet auf dem neuesten Stand zu bleiben.

- Weiterbildung :
  - **Kurse und Zertifizierungen**: Melden Sie sich für Online-Kurse, Workshops oder spezielle Schulungen an. Plattformen wie Coursera,

Udemy oder edX bieten eine Vielzahl von Kursen in verschiedenen Bereichen an.

- **Konferenzen und Seminare**: Sie bieten nicht nur Wissen, sondern auch Möglichkeiten zum Netzwerken.

- Regelmäßiges Lesen :
    - **Fachzeitschriften**: Abonnieren Sie die relevanten Zeitschriften und Zeitungen Ihrer Branche.
    - **Blogs und Foren**: Sie können Erkenntnisse in Echtzeit und praktische Einblicke liefern.

- Networking :
    - Engagieren Sie sich mit Kollegen, Mentoren und anderen Fachleuten aus Ihrer Branche. Dieser Austausch kann Ihnen oft Einblicke in aufkommende Trends geben, bevor sie allgemein bekannt werden.

- Teilnahme an Berufsverbänden :
    - Treten Sie Berufsorganisationen bei, die mit Ihrem Fachgebiet zu tun haben. Sie bieten oft Ressourcen, Schulungen und Möglichkeiten zum Netzwerken.

- Nutzung der Technologie :
    - **Technologiebeobachtung**: Nutzen Sie Tools wie Google Alerts, um über die neuesten Nachrichten und Forschungsergebnisse in Ihrem Bereich auf dem Laufenden zu bleiben.
    - **Podcasts und Webinare**: Sie sind eine wertvolle Informationsquelle und werden oft von Branchenexperten moderiert.

- Kollaboratives Lernen :
    - Organisieren Sie Lerngruppen oder Diskussionsgruppen oder nehmen Sie daran teil, um neue Themen zu erforschen oder bestehendes Wissen zu vertiefen.

- Praxis und Eintauchen :
  - Experimentieren Sie aktiv mit neuen Methoden oder Technologien in Ihrem Arbeitsalltag. Learning by doing ist oft am wirkungsvollsten.
- Zeit widmen:
  - Legen Sie bestimmte Zeiten in Ihrer Woche fest, in denen Sie sich Ihrer beruflichen Entwicklung widmen können. Das kann so einfach sein, wie jeden Abend ein Kapitel in einem Buch zu lesen oder jede Woche einen Online-Kurs zu belegen.
- Mentoring :
  - Suchen Sie sich einen Mentor, der über mehr Erfahrung oder Wissen verfügt. Umgekehrt kann umgekehrtes Mentoring (bei dem Sie von einer jüngeren oder weniger erfahrenen Person unterrichtet werden) wertvoll sein, insbesondere bei technologischen Trends.
- Offener Geist :
  - Seien Sie offen für Veränderungen und neue Ideen, auch wenn sie Ihrem bisherigen Wissen widersprechen. Anpassungsfähigkeit ist der Schlüssel in einer sich schnell verändernden Welt.

Letztendlich erfordert es ein persönliches Engagement für kontinuierliches Lernen, um in einem sich ständig verändernden Bereich auf dem Laufenden zu bleiben. Es ist eine endlose Reise, bei der das Ziel berufliches Wachstum und Erfüllung ist. Wenn Sie eine proaktive Haltung einnehmen und die verfügbaren Ressourcen nutzen, können Sie nicht nur Schritt halten, sondern auch eine Führungsrolle in Ihrem Bereich übernehmen.

KAPITEL 11 :
UMGANG MIT INFEKTIONEN
UND VORSICHTSMAßNAHMEN

Wichtigste Infektionen
in der Intensivpflege

Intensivstationen (ICUs) sind hochspezialisierte Umgebungen, die sich der Behandlung von schwerstkranken Patienten widmen. Aufgrund der Schwere ihres Zustands, der häufigen Verwendung invasiver Geräte und der Nähe der Patienten zueinander sind nosokomiale Infektionen auf Intensivstationen ein wichtiges Thema. Hier eine Liste der häufigsten Infektionen, die auf Intensivstationen vorkommen:

- Beatmungsassoziierte Pneumonien (VAP) :
  - Sie ist die häufigste nosokomiale Infektion auf der Intensivstation. Sie tritt bei mechanisch beatmeten Patienten auf und wird häufig durch Bakterien wie Pseudomonas aeruginosa, Staphylococcus aureus und gramnegative Bakterien verursacht.
- Katheterassoziierte Infektionen :
  - **Katheterbedingte Bakteriämien**: Sie werden durch eine Kontamination der zentralen Venenkatheter verursacht. Zu den häufig beteiligten Mikroorganismen gehören Staphylococcus aureus, Staphylococcus epidermidis und gramnegative Bakterien.
  - Katheterassoziierte **Harnwegsinfektionen**: Die langfristige Verwendung von Harnwegskathetern ist ein Risikofaktor, wobei

Bakterien wie Escherichia coli und Klebsiella pneumoniae häufige Erreger sind.

- Infektionen der Operationsstelle :
  - Sie können sich nach einem chirurgischen Eingriff entwickeln, wobei Bakterien wie Staphylococcus aureus, Escherichia coli oder Pseudomonas aeruginosa häufig beteiligt sind.
- Abdominale Infektionen :
  - Sie werden häufig durch Perforationen oder invasive Verfahren verursacht und können durch eine Vielzahl von Organismen hervorgerufen werden, darunter Escherichia coli, Klebsiella und Bacteroides.
- Invasive Pilzinfektionen :
  - Obwohl sie seltener sind als bakterielle Infektionen, können Pilzinfektionen, insbesondere durch Candida spp. auftreten, vor allem bei immungeschwächten Patienten oder solchen, die eine Breitbandantibiotikatherapie erhalten haben.
- Sepsis und septischer Schock :
  - Diese schweren Zustände können durch jede der oben genannten Infektionen entstehen und erfordern eine schnelle und aggressive Behandlung.
- Infektionen mit Clostridioides difficile :
  - In Verbindung mit der Verwendung von Antibiotika können diese Magen-Darm-Infektionen schwere Durchfälle und andere Komplikationen verursachen.
- Virusinfektionen :
  - Sie sind zwar seltener als bakterielle Infektionen, aber einige Virusinfektionen wie Influenza oder seit kurzem auch COVID-19 können eine Behandlung auf der Intensivstation erforderlich machen.

Die Prävention nosokomialer Infektionen auf der Intensivstation beruht auf einer Reihe von Maßnahmen, zu denen eine gründliche Handhygiene, der angemessene Einsatz von Antibiotika, die Einhaltung von Pflegeprotokollen für invasive Geräte und eine ständige Überwachung von Infektionen gehören.

Präventionsmaßnahmen und Kontrolle

Auf Intensivstationen (ICUs) ist die Infektionsprävention aufgrund der Verletzlichkeit der Patienten und der häufigen Verwendung invasiver Geräte von größter Bedeutung. Die Anwendung strenger Präventionsmaßnahmen kann das Risiko nosokomialer Infektionen erheblich senken. Hier finden Sie eine ausführliche Darstellung der wichtigsten Maßnahmen :

- Handhygiene :
    - Sie ist die einfachste und wirksamste Maßnahme, um die Übertragung von Infektionen   zu verhindern. Sie sollte vor und nach jedem Patientenkontakt, nach dem Berühren potenziell kontaminierter Oberflächen, vor und nach dem Anziehen von Handschuhen und vor jedem aseptischen Eingriff durchgeführt werden.
- Standardvorkehrungen :
    - Diese Vorsichtsmaßnahmen gelten für alle Patienten, unabhängig von ihrer Erkrankung. Sie umfassen Handhygiene, das Tragen von Handschuhen, das Tragen einer Maske, eines Kittels und eines Augenschutzes bei Spritzgefahr sowie den sicheren Umgang mit Abfall und verschmutzter Wäsche.

- Zusätzliche Vorsichtsmaßnahmen :
    - Je nach Art des Erregers können zusätzliche Maßnahmen erforderlich sein, z. B. die Isolierung des Patienten, das Einrichten von Schleusen oder die Verwendung spezieller Schutzausrüstung.
- Wartung von invasiven Vorrichtungen :
    - Das Anlegen, die Pflege und die Entfernung dieser Geräte müssen strengen Protokollen folgen, um das Infektionsrisiko zu verringern. Dies gilt insbesondere für Katheter, Harnwegskatheter und Atemwegskatheter.
- Überwachung von Infektionen :
    - Die Einrichtung eines Überwachungssystems ermöglicht es, einen möglichen Ausbruch schnell zu erkennen und die Protokolle entsprechend anzupassen.
- Antibiotikastrategie :
    - Ein vernünftiger Einsatz von Antibiotika ist entscheidend, um die Entstehung resistenter Bakterien zu verhindern. Dazu gehört, dass Antibiotika nur dann verschrieben werden, wenn sie notwendig sind, dass das richtige Antibiotikum ausgewählt wird und dass die Dauer der Verabreichung angemessen ist.
- Reinigung und Desinfektion :
    - Die Oberflächen, die Ausrüstung und die Umgebung der Intensivstation müssen regelmäßig nach festgelegten Protokollen gereinigt und desinfiziert werden.
- Bildung und Erziehung :
    - Das Personal muss regelmäßig geschult und über bewährte Verfahren zur Verhütung von Infektionen informiert werden.
- Impfen :
    - Das Gesundheitspersonal muss seine Impfungen auf dem neuesten Stand halten, um

die Übertragung vermeidbarer Krankheiten zu verhindern.

- Kommunikation :
  - Eine offene Kommunikation zwischen den Teammitgliedern ist unerlässlich, um sicherzustellen, dass die Protokolle eingehalten und Auffälligkeiten oder Infektionsverdacht schnell gemeldet werden.
- Engagement von Patienten und Familien :
  - Patienten und ihre Angehörigen können in die Präventionsmaßnahmen einbezogen werden, indem sie über die Risiken, die Anzeichen einer Infektion und die richtigen Hygienemaßnahmen aufgeklärt werden.

Die strikte Umsetzung und Einhaltung dieser Maßnahmen in Verbindung mit einer ständigen Überwachung ist der Schlüssel zur Minimierung des Risikos nosokomialer Infektionen auf Intensivstationen.

Antibiotikaresistenz : eine große Herausforderung

Im komplexen Panorama der medizinischen Herausforderungen unserer Zeit sticht die Antibiotikaresistenz als eine der dringlichsten und allgegenwärtigsten Bedrohungen für die öffentliche Gesundheit hervor. Innerhalb der sterilen Mauern von Intensivstationen äußert sich diese Resistenz mit besonderer Schärfe. Lassen Sie uns in das Herz dieser Problematik eintauchen.

- Entstehung des Widerstands :
  - Antibiotikaresistenz ist kein neues Phänomen, sondern existiert seit der Entstehung von Antibiotika. Jedes Mal, wenn eine Bakterie

einem Antibiotikum ausgesetzt wird, gerät sie unter Selektionsdruck. Empfindliche Bakterien sterben ab, während resistente Bakterien aufgrund von Genmutationen überleben und sich vermehren. Im Laufe der Zeit und durch den unsachgemäßen Einsatz von Antibiotika hat sich diese Resistenz verstärkt.

- Folgen in der Intensivpflege :
  - Patienten auf der Intensivstation sind oft schwer krank und gefährdet. Eine Infektion mit resistenten Bakterien kann ihre Pflege ernsthaft erschweren, ihren Krankenhausaufenthalt verlängern, die Sterblichkeit erhöhen und die Pflegekosten steigern.
- Die "Superbakterien" :
  - Bakterien wie MRSA (Methicillin-resistenter Staphylococcus aureus), VRE (Vancomycin-resistente Enterokokken) und Carbapenemase-produzierende Bakterien bedrohen Intensivstationen auf der ganzen Welt. Diese Superbakterien können gegen mehrere Klassen von Antibiotika resistent sein, wodurch die Behandlungsmöglichkeiten begrenzt werden.
- Mitwirkende Faktoren :
  - Die Überverschreibung von Antibiotika, die Verwendung von Breitbandantibiotika, wenn ein enges Spektrum ausreichen würde, die unangemessene Behandlungsdauer und der unangemessene Einsatz von Antibiotika in der Tiermedizin und der Landwirtschaft tragen zur Entstehung von Resistenzen bei.
- Prävention ist der Schlüssel :
  - Die Sensibilisierung der Ärzte für eine verantwortungsvolle Verschreibung, Bakterienkulturen als Orientierungshilfe für die Wahl des Antibiotikums, die Rotation von Antibiotika in Krankenhäusern und die Einführung von Protokollen für die

Antibiotikatherapie sind wesentliche Maßnahmen.

- Forschung und Entwicklung :
  - Angesichts der zunehmenden Resistenzen ist die Entwicklung neuer Antibiotika zwingend erforderlich. Die Entwicklung ist jedoch langsam und teuer, was ein weltweites Engagement erfordert.
- Internationale Zusammenarbeit :
  - Antibiotikaresistenz ist ein globales Problem. Die internationale Zusammenarbeit bei der Überwachung von Resistenzen, dem Austausch von Informationen und bewährten Verfahren ist von grundlegender Bedeutung.
- Bildung und Sensibilisierung :
  - Patienten, Pflegepersonal und die breite Öffentlichkeit müssen über die Bedeutung einer angemessenen Anwendung von Antibiotika und die Risiken einer unsachgemäßen Anwendung aufgeklärt werden.

Die Antibiotikaresistenz in der Intensivpflege stellt eine monumentale Herausforderung dar. Mit gemeinschaftlichen Anstrengungen, einem gesteigerten Bewusstsein, einem vernünftigen Einsatz von Antibiotika und erneuten Impulsen für die Forschung können wir jedoch hoffen, dieser Bedrohung entgegenzuwirken und den am stärksten gefährdeten Patienten weiterhin eine qualitativ hochwertige Pflege zukommen zu lassen.

Kapitel 12 :
ERNÄHRUNG UND METABOLISCHE UNTERSTÜTZUNG

Bedeutung der Ernährung auf der Intensivstation

Bei der Wiederbelebung beschränkt sich die Kunst, Leben zu retten, nicht nur auf die Beherrschung ausgeklügelter Maschinen oder die Verabreichung starker Medikamente. Zu den oft unterschätzten, aber entscheidenden Grundlagen gehört auch die Ernährung. Die Ernährung auf der Intensivstation ist weit mehr als nur die Nahrungsaufnahme. Sie ist eine heikle Wissenschaft, die eine entscheidende Rolle bei der Genesung der Patienten spielt.

- Ernährung: eine lebenswichtige Funktion :
  - Die Ernährung gewährleistet die notwendige Zufuhr von Makronährstoffen (Proteine, Kohlenhydrate, Fette) und Mikronährstoffen (Vitamine, Mineralien), die für die Aufrechterhaltung der Körperfunktionen, die Unterstützung der Heilung und die Vermeidung von Komplikationen unerlässlich sind.
- Auswirkungen auf die Erholung :
  - Eine angemessene Nährstoffzufuhr kann die Immunantwort verbessern, die Muskelmasse erhalten, den krankheitsbedingten Katabolismus (Abbau) verringern und die Heilung beschleunigen.

- Herausforderungen der Ernährung auf Intensivstationen :
  - Intensivpatienten können aufgrund ihres Gesundheitszustands, des Schweregrads ihrer Erkrankung oder von Komorbiditäten einen besonderen Ernährungsbedarf haben. Außerdem können pathologische Prozesse wie Entzündungen oder Sepsis den Stoffwechsel verändern, was die Bestimmung des Nährstoffbedarfs komplex macht.
- Arten der Verabreichung :
  - Wenn möglich, wird die enterale Ernährung (über den Verdauungstrakt) bevorzugt, da sie die Unversehrtheit der Darmschleimhaut erhält und ein geringeres Infektionsrisiko birgt. In einigen Fällen kann jedoch eine parenterale Ernährung (Verabreichung über einen intravenösen Zugang) erforderlich sein.
- Enge   Überwachung :
  - Der Ernährungszustand der Patienten sollte regelmäßig anhand klinischer, biochemischer und anthropometrischer Parameter beurteilt werden. Dadurch kann die Zufuhr entsprechend der Entwicklung des Patienten angepasst werden.
- Risiken der Unterernährung :
  - Unzureichende oder falsche   Ernährung kann zu Muskelabbau, geschwächter Immunabwehr, mehr infektiösen Komplikationen und einer langsameren Erholung führen.
- Multidisziplinäre Zusammenarbeit :
  - Eine wirksame Ernährungsbehandlung erfordert die Zusammenarbeit von Ärzten, Krankenpflegern, Ernährungsberatern und Apothekern. Jeder Fachmann bringt sein Fachwissen ein, um einen geeigneten Ernährungsplan zu erstellen.

- Bildung und Forschung :
    - Wie bei jedem Aspekt der Intensivpflege sind Fortbildung und Forschung von entscheidender Bedeutung, um eine optimale Ernährungsversorgung auf der Grundlage der neuesten wissenschaftlichen Erkenntnisse zu gewährleisten.

Im Trubel der Intensivstationen, wo jede Sekunde zählt, kann die Ernährung wie ein nebensächliches Element erscheinen. Dennoch ist sie einer der Eckpfeiler der Pflege, eine echte Säule, die die Heilung und Erholung der Patienten unterstützt. Wie Hippokrates so treffend sagte: "Lass deine Nahrung deine erste Medizin sein". Im Zusammenhang mit der Reanimation sind diese Worte heute relevanter denn je.

Wege der Verabreichung und Sonderregelungen

Die Welt der Reanimation ist so komplex, dass jede Entscheidung und jede Handlung weitreichende Auswirkungen auf den Patienten hat. Unter diesen grundlegenden Entscheidungen spielen die Art und Weise, wie wir die Ernährung verabreichen, und die speziellen Diäten, die wir entsprechend den einzigartigen Bedürfnissen des Patienten einführen, eine vorherrschende Rolle.

- Verabreichungswege :
    - Enteral :
        - Dies ist der bevorzugte Weg, bei dem das Verdauungssystem des Patienten genutzt wird. Er ist weniger invasiv, erhält die Funktion und Struktur

des Darms und verringert das Risiko von Begleitinfektionen.

- Unterkategorien: Nasogastrialsonde, nasoduodenale Sonde, nasojejunale Sonde, Gastrostomie oder Jejunostomie.
- Parenteral :
- Wird verwendet, wenn eine enterale Ernährung nicht möglich oder nicht ausreichend ist. Dabei werden Nährstoffe direkt in den Blutkreislauf verabreicht.
- Unterkategorien: Zentrale parenterale Ernährung, Periphere parenterale Ernährung.
- Sonderregelungen :
    - Standard :
    - Für Patienten, die keine besonderen Bedürfnisse oder zugrunde liegenden Krankheiten haben, die sich auf ihre Ernährungsbedürfnisse auswirken.
    - Hyperkalorisch :
    - Für Patienten mit erhöhtem Energiebedarf, z. B. mit deutlichem Gewichtsverlust oder erhöhtem Stoffwechselbedarf.
    - Kalorienarm :
    - Bei übergewichtigen Patienten oder Patienten mit dem Risiko einer Flüssigkeitsüberladung.
    - Diabetiker :
    - Zur Verwaltung und Kontrolle des Blutzuckerspiegels bei Diabetikern oder Risikopatienten.
    - Nierendiät :
    - Geeignet für Patienten mit Nierenerkrankungen oder

Nierenversagen, mit Anpassungen an Protein, Kalium, Phosphor und Natrium.
- Hepatisch :
- Bei Patienten mit Lebererkrankungen verändert diese Diät die Aufnahme von Proteinen, Elektrolyten und Flüssigkeiten.
- Zu berücksichtigende Faktoren :
  - Der Energiestoffwechsel des Patienten, der Wasserhaushalt, die Nieren- und Leberfunktion, der Zustand des Magen-Darm-Trakts und andere Parameter müssen genau überwacht werden, um die Diät anzupassen.
  - Auch Nahrungsmittelallergien, Unverträglichkeiten und die Vorlieben des Patienten sollten bei der Planung berücksichtigt werden.
- Überwachung und Komplikationen :
  - Die regelmäßige Überwachung der Zufuhr und der Toleranzen ist entscheidend, um assoziierten Komplikationen vorzubeugen, seien es mechanische (z. B. Sondenverlegung), metabolische oder infektiöse Komplikationen.
- Multidisziplinäres Team :
  - Die Zusammenarbeit zwischen Ärzten, Krankenpflegern, Ernährungsberatern und anderen Gesundheitsfachkräften ist entscheidend, um einen geeigneten Ernährungsplan zu erstellen und eine kontinuierliche Überwachung zu gewährleisten.
- Entwicklung der Diät :
  - Je nach Zustand des Patienten kann die Diät angepasst, verändert oder unterbrochen werden. Eine regelmäßige Neubewertung ist daher unerlässlich, um sicherzustellen, dass die Diät den sich ändernden Bedürfnissen des Patienten gerecht wird.

Die Ernährung, die weit mehr ist als eine einfache Nahrungsaufnahme, ist eine präzise und heikle Wissenschaft auf der Intensivstation. Die Verabreichungswege und speziellen Diäten müssen sorgfältig ausgewählt werden, wobei der einzigartige Zustand jedes Patienten zu berücksichtigen ist, um eine optimale Genesung zu fördern.

Umgang mit Komplikationen im Zusammenhang mit Ernährung

Die Ernährung auf der Intensivstation ist ein wesentlicher Pfeiler der Patientenversorgung, aber sie kommt nicht ohne ihre Herausforderungen aus. Wie jeder medizinische Eingriff kann auch die Ernährung, ob enteral oder parenteral, mit Komplikationen verbunden sein. Die Fähigkeit, diese vorwegzunehmen, zu erkennen und darauf zu reagieren, ist für das Wohlbefinden des Patienten von entscheidender Bedeutung.

- Komplikationen bei der enteralen Ernährung :
  - Verstopfung der Sonde :
    - Vorbeugung: Flushen Sie die Sonde regelmäßig mit Wasser.
    - Intervention: Enzym- oder Bikarbonatlösungen verwenden, um Verstopfungen zu lösen.
  - Bewegen der Sonde :
    - Vorbeugung: Die Sonde richtig befestigen und ihre Position regelmäßig überprüfen.
    - Intervention: Die Sonde ggf. unter Röntgenaufnahme oder endoskopischer Führung wieder einführen oder ersetzen.

- Rückfluss und Absaugen :
  - Vorbeugung: Kopfteil vom Bett abheben, Magenrest prüfen, Infusionsgeschwindigkeit anpassen.
  - Intervention: Absaugen von Sekret, Beurteilung der Notwendigkeit von Antibiotika und Erwägung einer postpylorischen Ernährung.
- Durchfall oder Verstopfung :
  - Vorbeugung: Wählen Sie eine geeignete Rezeptur, beurteilen Sie die Verträglichkeit und achten Sie auf Medikamente, die die Darmmotilität beeinträchtigen.
  - Intervention: Die Formel anpassen, je nach Bedarf Pro- oder Anti-Motilitätsmedikamente in Betracht ziehen.
- Komplikationen bei der parenteralen Verabreichung :
  - Infektionen :
    - Vorbeugung: Aseptische Techniken anwenden, Katheter und Schläuche regelmäßig wechseln.
    - Intervention: Kultivierung der Einstichstelle, Verabreichung von Antibiotika, Erwägung der Entfernung des Katheters.
  - Metabolische Komplikationen :
    - Vorbeugung: Elektrolyte, Blutzuckerspiegel, Nieren- und Leberfunktion engmaschig überwachen.
    - Intervention: Die Zusammensetzung der parenteralen Lösung anpassen, korrigierende Medikamente verabreichen.

- Thrombose oder Embolie :
    - Prävention: Risiko abwägen, prophylaktische Antikoagulation in Betracht ziehen.
    - Intervention: Verabreichung von Antikoagulanzien, Erwägung der Entfernung des Katheters und in schweren Fällen Erwägung eines chirurgischen Eingriffs.
- Allergische Reaktionen :
    - Vorbeugung: Kenntnis der Allergien des Patienten, Überprüfung der Zusammensetzung der Rezepturen.
    - Intervention: Die Verabreichung stoppen, die allergische Reaktion je nach Schweregrad mit Antihistaminika, Steroiden oder Adrenalin behandeln.
- Intoleranz gegenüber der Formel :
    - Vorbeugung: Mit geringen Volumina beginnen und allmählich steigern, Verträglichkeit überwachen.
    - Intervention: Die Formel oder die Infusionsgeschwindigkeit anpassen, Medikamente zur Behandlung der Symptome erwägen.

Der Umgang mit ernährungsbedingten Komplikationen erfordert eine sorgfältige Überwachung, schnelles Eingreifen und eine enge Zusammenarbeit zwischen den Mitgliedern des Gesundheitsteams. Nur durch Wachsamkeit, Aufklärung der Patienten und ihrer Familien und Zusammenarbeit können wir die Vorteile der Ernährung maximieren und die Risiken minimieren.

Kapitel 13 :
INTERDISZIPLINARITÄT UND ROLLE VON ANDEREN BERUFSTÄTIGEN

Die Arbeit mit Physiotherapeuten auf der Intensivstation

Auf der Intensivstation steht die Multidisziplinarität im Mittelpunkt der Patientenbetreuung. Zu den Hauptakteuren dieses Teams gehören die Physiotherapeuten, die eine lebenswichtige Rolle für die Genesung und das Wohlbefinden des Patienten spielen. Ihr Fachwissen hilft nicht nur bei der Verbesserung der körperlichen Funktion, sondern auch bei der Vermeidung lebensbedrohlicher Komplikationen.

- Rolle des Physiotherapeuten bei der Reanimation :
  - Rehabilitation der Atemwege :
    - Techniken zur Bronchialdrainage, die bei der Sekretklärung helfen.
    - Atemtechniken zur Verbesserung des Gasaustauschs und der Sauerstoffversorgung.
    - Unterweisung in produktivem Husten, um die Ansammlung von Sekret zu verhindern.
  - Frühe Mobilisierung :
    - Vermeidung von Muskelschwund und Komplikationen bei längerer Immobilisierung.
    - Passive, semiaktive und aktive Mobilisierungstechniken entsprechend den Fähigkeiten des Patienten.

- Positionierung :
  - Vorbeugung von Druckgeschwüren und Kontrakturen.
  - Optimierung der Atemfunktion durch regelmäßige Positionswechsel.
- Zusammenarbeit mit dem Pflegeteam :
  - Tägliche Planung :
    - Legen Sie gemeinsam mit Ärzten, Krankenpflegern und anderen Fachkräften Ziele für jeden Patienten fest.
    - Maßnahmen entsprechend dem klinischen Zustand des Patienten anpassen.
  - Bildung und Erziehung :
    - Schärfen Sie das Bewusstsein des Teams für die Bedeutung der frühen Mobilisierung und der Atemtechniken.
    - Patienten und ihre Familien über Techniken aufklären, die sie selbst anwenden können.
- Besondere Herausforderungen und Überlegungen :
  - Hämodynamische Stabilität :
    - Passen Sie die Eingriffe entsprechend den Vitalparametern und der Stabilität des Patienten an.
    - Arbeiten Sie eng mit Krankenpflegern zusammen, um während der Sitzungen die Lebenszeichen zu überwachen.
  - Sedierung und Analgesie :
    - Kommunizieren Sie mit den Ärzten, um die Sedierung so anzupassen, dass eine aktive Teilnahme des Patienten möglich ist.
    - Achten Sie auf ein Gleichgewicht zwischen Schmerzreduktion und der Möglichkeit für den Patienten, aktiv an den Sitzungen teilzunehmen.

- Medizinische Geräte :
  - Manövrieren Sie vorsichtig um Schläuche, Drainagen und Katheter herum, um ein versehentliches Abklemmen zu vermeiden.
- Auswirkungen auf die Erholung :
  - Physiotherapie auf der Intensivstation hat gezeigt, dass sie die Genesung beschleunigt, die Dauer des Aufenthalts auf der Intensivstation und im Krankenhaus verkürzt und die Lebensqualität nach der Entlassung verbessert.

Der Physiotherapeut auf der Intensivstation ist ein wichtiges Glied in der Versorgungskette. Seine Fähigkeit, Hand in Hand mit anderen Gesundheitsfachkräften zu arbeiten und sich dabei auf die einzigartigen Bedürfnisse jedes einzelnen Patienten zu konzentrieren, trägt wesentlich zur Verbesserung der Ergebnisse und des Wohlbefindens von Patienten in kritischen Phasen bei.

Die Rolle von Psychologen und Psychiater auf der Intensivstation

In der komplexen und oft stressigen Umgebung einer Intensivstation (ICU) ist die psychologische Unterstützung von entscheidender Bedeutung. Patienten, ihre Familien und sogar das Personal können mit emotional belastenden Situationen konfrontiert werden. Hier kommen Psychologen und Psychiater ins Spiel, die wertvolles Fachwissen mitbringen, um durch die stürmischen Gewässer der Gefühle und des Geistes zu navigieren.

- Für Patienten :
  - Trauma des Krankenhausaufenthalts :
    - Manche Patienten erleben die Erfahrung der Intensivstation vielleicht als Schock, mit Gefühlen der Unsicherheit, Angst und Hilflosigkeit. Psychologen können ihnen helfen, diese Gefühle zu verarbeiten.
  - Wahnvorstellungen und Verwirrung :
    - Das Verwirrtheitssyndrom auf der Intensivstation ist häufig und kann sehr störend sein. Psychiater können sich an seiner medikamentösen und nichtmedikamentösen Behandlung beteiligen.
  - Vorbereitung auf die Fortsetzung :
    - Den Patienten helfen, die nächsten Schritte ihrer Genesung zu verstehen und mit der Angst oder Depression umzugehen, die sich daraus ergeben könnten.
- Für Familien :
  - Stress- und Trauerbewältigung :
    - Angesichts der schweren Erkrankung eines Angehörigen können Familien Schock, Wut, Traurigkeit oder Hilflosigkeit empfinden. Psychologische Unterstützung kann ihnen helfen, diese schwierigen Momente zu überstehen.
  - Kommunikation :
    - Psychologen können die Kommunikation zwischen Pflegekräften und Familien erleichtern und dabei helfen, Informationen zu klären und Erwartungen zu steuern.

- Für das Personal :
  - Burn-out :
    - Das Personal auf der Intensivstation ist häufig mit Situationen konfrontiert, in denen es um Leben und Tod geht, was zu starkem Stress führen kann. Psychologen und Psychiater können Interventionen und Strategien zur Stressbewältigung und zur Vorbeugung von Burn-out anbieten.
  - Debriefings nach kritischen Vorfällen :
    - Nach traumatischen Ereignissen oder Verlusten auf der Intensivstation können Debriefing-Sitzungen abgehalten werden, um dem Team bei der Verarbeitung von Emotionen und Reaktionen zu helfen.
  - Ausbildung :
    - Psychologen können Schulungen zu Kommunikation, Stressbewältigung und anderen psychosozialen Fähigkeiten anbieten.
  - Forschung und Entwicklung :
    - Psychiater und Psychologen können sich auch in der Forschung auf der Intensivstation engagieren und die besten Methoden zur Unterstützung von Patienten, Familien und Personal untersuchen.

Die Anwesenheit von Fachkräften für psychische Gesundheit auf der Intensivstation ist nicht einfach nur ein Luxus, sondern eine Notwendigkeit. Sie spielen eine zentrale Rolle in der Gesamtversorgung und sorgen dafür, dass der mentale und emotionale Aspekt mit der gleichen Sorgfalt und Fachkenntnis angegangen wird wie der körperliche Aspekt. Letztendlich ist es dieser ganzheitliche Ansatz, der die besten Ergebnisse für die Patienten und eine höhere Arbeitsqualität für das Personal gewährleistet.

Zusammenarbeit mit Sozialarbeitern und dem Ethikteam

Die Intensivstation (ICU) ist ein Umfeld, in dem medizinische, soziale und ethische Dilemmasituationen an der Tagesordnung sind. In dieser Dynamik spielen Sozialarbeiter und das Ethikteam eine grundlegende Rolle, um eine umfassende und ausgewogene Patientenbetreuung zu gewährleisten. Ihre Arbeit im Tandem mit dem medizinischen Team ist von entscheidender Bedeutung, um den komplexen Bedürfnissen der Patienten und ihrer Familien gerecht zu werden.

* Rolle der Sozialarbeiterinnen :
    * Psychosoziale   Bewertung :
        * Die Sozialarbeiterinnen führen eine umfassende Bewertung der Bedürfnisse und Anliegen der Patienten und ihrer Familien durch, die von finanziellen Problemen bis hin zum Zugang zu medizinischer Versorgung nach dem Aufenthalt auf der Intensivstation reicht.
    * Emotionale   Unterstützung :
        * Sie bieten emotionale Unterstützung und helfen den Familien, sich durch das Labyrinth der Emotionen und Entscheidungen zu navigieren, die mit einem Aufenthalt auf der Intensivstation verbunden sind.
    * Koordination der Ressourcen :
        * Ob bei der Organisation des Transports, der Rehabilitation oder der Betreuung zu Hause - Sozialarbeiterinnen sind die Brücke zwischen dem Krankenhaus und den Gemeindediensten.

102

- Mediation :
  - Bei Konflikten oder Missverständnissen zwischen dem medizinischen Personal und der Familie können sie vermitteln, um die Kommunikation zu erleichtern.
- Rolle des Ethikteams :
  - Ethische Dilemmas :
    - Das Team greift ein, wenn ethische Fragen auftauchen, z. B. Entscheidungen am Lebensende, Einwilligung nach Aufklärung oder Einschränkung der Pflege.
  - Konsultationen :
    - Das Team bietet Beratungen für Angehörige der Gesundheitsberufe und Familien an, um ethische Dilemmata zu besprechen und zu klären.
  - Ausbildung :
    - Sie bietet Schulungen für das Personal der ISU zu gängigen ethischen Fragen und bewährten Verfahren zu deren Bewältigung an.

  - Empfehlungen :
    - Auf der Grundlage ethischer Grundsätze kann das Team Empfehlungen für das beste Verhalten in komplexen Situationen abgeben.
- Zusammenarbeit zwischen Sozialarbeitern, Ethikteam und medizinischem Personal :
  - Interdisziplinäre Treffen :
    - In regelmäßigen Treffen werden besondere Fälle besprochen, Perspektiven ausgetauscht und ausgewogene Entscheidungen getroffen.

- Pflegeplanung :
  - Durch die Kombination von medizinischen, ethischen und sozialen Kompetenzen kann das Team einen Pflegeplan erstellen, der alle Aspekte des Patientenwohls berücksichtigt.
- Sensibilisierung und Weiterbildung :
  - Es können gemeinsame Sitzungen organisiert werden, um das gesamte Personal für die ethischen und sozialen Herausforderungen auf der Intensivstation zu sensibilisieren und zu schulen.

Die Zusammenarbeit zwischen Sozialarbeitern, dem Ethikteam und dem übrigen medizinischen Personal stärkt die Qualität der Pflege auf der Intensivstation. Indem sichergestellt wird, dass jeder Patient nicht nur als eine Ansammlung medizinischer Symptome, sondern als Person mit Bedürfnissen, Anliegen und Rechten gesehen wird, gewährleistet diese Zusammenarbeit einen ganzheitlichen Ansatz, der die Würde jedes Einzelnen achtet.

Kapitel 14 :
DIE WEITERBILDUNG
UND DIE ZUKUNFTSPERSPEKTIVEN

Die Notwendigkeit einer Aktualisierung regelmäßig Kompetenzen

In der schnelllebigen und sich ständig verändernden Welt der Medizin ist die Notwendigkeit, seine Fähigkeiten regelmäßig zu aktualisieren, noch nie so entscheidend gewesen, insbesondere in anspruchsvollen Bereichen wie der Intensivstation (ICU). Während technologische Fortschritte und wissenschaftliche Entdeckungen die medizinische Praxis verändern, stehen die Angehörigen der Gesundheitsberufe vor der unaufhörlichen Herausforderung, in ihrem Fachgebiet an der Spitze zu bleiben.

- Die dynamische Natur der Medizin :
    - Klinische Entdeckungen, neue Behandlungsmethoden, innovative Medikamente und technologische Fortschritte stellen die medizinische Praxis regelmäßig auf den Kopf. Ohne ständige Weiterbildung laufen Angehörige der Gesundheitsberufe Gefahr, von veralteten Informationen überrollt zu werden, wodurch die Qualität der Patientenversorgung gefährdet wird.
- Die Bedeutung von Genauigkeit auf der Intensivstation :
    - In einem Umfeld, in dem jede Entscheidung lebenswichtige Folgen haben kann, ist es unerlässlich, über die aktuellen Best Practices informiert zu sein. Ein einfacher Fehler oder ein

Mangel an Informationen kann verheerende Folgen haben.
- Erwartungen von Patienten und Familien erfüllen :
  - In einem Informationszeitalter sind Patienten und ihre Angehörigen immer besser informiert und haben hohe Erwartungen an die Pflege. Eine Fachkraft, die mit ihrem Wissen und ihren Fähigkeiten auf dem neuesten Stand ist, erweckt Vertrauen und Glaubwürdigkeit.
- Berufliche Regelungen und Standards :
  - Regulierungsbehörden und Berufsverbände legen häufig Standards fest, die eine kontinuierliche Weiterbildung erfordern. Die Nichteinhaltung dieser Anforderungen kann rechtliche und berufliche Auswirkungen haben.
- Berufliche Entwicklung und Zufriedenheit :
  - Neben den Vorteilen für die Patienten stärkt die regelmäßige Aktualisierung der Kompetenzen auch das Gefühl der Erfüllung und der beruflichen Zufriedenheit. Außerdem öffnet sie Türen zu Karriere-, Forschungs- und Führungsmöglichkeiten.
- Interdisziplinäre Zusammenarbeit :
  - Da sich die Rollen in medizinischen Teams verändern, erleichtert es die Zusammenarbeit und verbessert die patientenzentrierte Versorgung, wenn man die neuesten Fähigkeiten und Kenntnisse der einzelnen Fachgebiete versteht.

Wie Sie eine regelmäßige Aktualisierung sicherstellen :
- **Fortbildungen und Workshops**: Regelmäßige Teilnahme an fachspezifischen Fortbildungen, Konferenzen und Workshops.
- **Lektüre**: Verfolgen Sie renommierte medizinische Fachzeitschriften, Reviews und andere relevante Publikationen.

- **Berufliche Netzwerke**: Tauschen Sie sich mit Kollegen aus, treten Sie Berufsverbänden bei und beteiligen Sie sich an fachspezifischen Diskussionsforen.
- **Zertifizierungen**: Regelmäßig Zertifizierungen oder Rezertifizierungen in Fachbereichen absolvieren.
- **Feedback**: Suchen Sie aktiv nach Feedback von Kollegen, Mentoren und sogar Patienten.

Letztendlich ist die Aktualisierung der Fähigkeiten das Herzstück der patientenorientierten Medizin. Sie gewährleistet nicht nur eine optimale Versorgung, sondern stärkt auch das Vertrauen, die Integrität und die Professionalität des Pflegepersonals. In der anspruchsvollen Welt der ISU ist dies eine absolute Anforderung für jede Fachkraft, die nach Spitzenleistungen strebt.

Spezialisierungen in der Reanimation

Die Reanimation, der medizinische Bereich par excellence für die Behandlung schwerkranker Patienten, erfordert ein hohes Maß an Fachwissen. Während sich die allgemeine Intensivstation (ICU) mit einem breiten Spektrum an Erkrankungen befasst, haben sich zahlreiche Spezialisierungen herausgebildet, um den besonderen Bedürfnissen bestimmter Patientengruppen gerecht zu werden. Diese Spezialisierungen bieten eine tiefergehende Ausbildung und Expertise, die eine optimale Versorgung der Patienten ermöglicht.

- Kardiovaskuläre Wiederbelebung :
    - **Besonderheiten**: Konzentration auf Patienten mit schweren Herzerkrankungen, von akuter Herzinsuffizienz bis hin zu komplexen Arrhythmien.

- **Häufige Eingriffe**: Herzkatheterisierung, hämodynamische Unterstützung wie Gegenpulsationsballons oder ECMO.

- Neurologische Reanimation :
  - **Spezialgebiete**: Betreuung von Patienten mit kritischen neurologischen Erkrankungen wie Schlaganfall, Schädel-Hirn-Trauma oder Infektionen des Nervensystems.
  - **Häufige Eingriffe** : Überwachung des intrakraniellen Drucks, therapeutische Hypothermie usw.
- Wiederbelebung der Lunge und der Atemwege :
  - **Spezialgebiete**: Konzentration auf Patienten mit schweren Atemproblemen wie ARDS (akutes Atemnotsyndrom) oder exazerbierte COPD.
  - **Häufige Eingriffe** : Mechanische Beatmung, Bronchoskopie, veno-venöse ECMO.
- Nephrologische Reanimation :
  - **Besonderheiten**: Fokus auf Patienten mit akuter Niereninsuffizienz oder komplexen Elektrolytstörungen.
  - **Häufige Eingriffe** : Hämodialyse, Peritonealdialyse, Management des Säure-Basen-Haushalts.
- Trauma-Reanimation :
  - **Spezialgebiete**: Betreuung von Patienten, die ein schweres Trauma erlitten haben, sei es durch einen Unfall oder durch eine Operation.
  - **Häufige Eingriffe** : Notfall-Atemwegsmanagement, chirurgische Notfalleingriffe, hämodynamische Stabilisierung.
- Pädiatrische Intensivstation :
  - Spezialisierung: Diese Spezialisierung konzentriert sich auf die Behandlung von

Kindern von der Geburt bis zum Jugendalter mit schweren Erkrankungen.

- **Häufige Interventionen** : An die Pädiatrie angepasste Beatmung, altersspezifische Pharmakologie, pädiatrische Ernährungsunterstützung.
- Intensivstation für Geburtshilfe :
  - **Spezialgebiete**: Betreuung von schwangeren Frauen oder Frauen, die gerade entbunden haben und bei denen Komplikationen auftreten.
  - **Häufige Eingriffe** : Umgang mit postpartalen Blutungen, schwere Präeklampsie, Komplikationen im Zusammenhang mit Kaiserschnitt.
- Wiederbelebung von Brandopfern :
  - **Spezialgebiete**: Behandlung und Nachsorge von Patienten mit großflächigen oder tiefen Verbrennungen.
  - **Häufige Eingriffe** : Atemwegsmanagement, Wiederherstellungschirurgie, spezialisierte Wundversorgung.

Diese Spezialisierungen ermöglichen einen gezielteren und fachkundigeren Umgang mit bestimmten Pathologien oder Patientenpopulationen. Dennoch ist es für jeden Spezialisten unerlässlich, mit den allgemeinen Kenntnissen der Intensivmedizin Schritt zu halten, da die Intensivstation von Natur aus ein Ort ist, an dem sich die Krankheitsbilder ständig überschneiden und interagieren.

Die Zukunft der Reanimation : Innovationen und Herausforderungen

Die Reanimation, Dreh- und Angelpunkt der medizinischen Welt angesichts der kritischsten Situationen, befindet sich in ständiger Entwicklung. Die technologischen Fortschritte, verbunden mit einem besseren Verständnis der Krankheiten und der pathophysiologischen Prozesse, versprechen für die kommenden Jahre viel. Die Zukunft der Reanimation ist jedoch auch mit großen Herausforderungen und ethischen Fragen verbunden, die es zu antizipieren gilt.

Zunächst einmal stehen **technologische Innovationen** an der Spitze der Veränderungen. Mit dem Aufkommen der künstlichen Intelligenz werden zahlreiche Tools zur Unterstützung medizinischer Entscheidungen entwickelt. Sie versprechen, das Pflegepersonal zu schnelleren und genaueren Diagnosen zu führen und die Behandlungen zu personalisieren. Geräte zur Überwachung von Patienten sind nun in der Lage, bestimmte Störungen vorherzusagen, noch bevor sie auftreten. Die Telemedizin wiederum könnte eine bessere Zusammenarbeit zwischen Gesundheitszentren ermöglichen, indem sie das Fachwissen vernetzt und den Patienten unabhängig von ihrem Standort den Zugang zu den besten Fachkräften garantiert.

Doch auch wenn wir uns mit diesen neuen Technologien beschäftigen, bleibt die Bedeutung der Aufrechterhaltung eines patientenzentrierten Ansatzes von größter Wichtigkeit. Die Innovation darf das menschliche Element der Reanimation nicht überschatten. Die Technologie ist ein Werkzeug, aber es sind die Angehörigen der Gesundheitsberufe, die Empathie, Mitgefühl und klinisches Fachwissen mitbringen.

Zweitens nehmen **ethische Fragen immer mehr** Raum ein. Angesichts der wachsenden Möglichkeiten, Patienten in äußerst prekären Zuständen am Leben zu erhalten, stellt sich die Frage, wann und wie über die Einschränkung der Pflege entschieden werden soll. Sterbehilfe, Palliativmedizin, Einwilligung nach Aufklärung oder auch die Berücksichtigung der Wünsche und Werte der Patienten sind allesamt ethische Fragen, die sich in der Welt der Intensivmedizin akut stellen.

Angesichts der Zunahme chronischer Krankheiten und der mit der Alterung der Bevölkerung verbundenen Pathologien wird die Reanimation zudem mit einer steigenden Nachfrage konfrontiert sein. Dieser **demografische Druck** führt zu Überlegungen über die Organisation der Pflege, die Ausbildung des Personals und die Verteilung der Ressourcen.

Schließlich haben jüngste Pandemien wie die COVID-19-Pandemie die entscheidende Bedeutung von Intensivpflegeeinheiten und ausgebildeten Fachkräften in Erinnerung gerufen. Die Vorbereitung auf größere Gesundheitskrisen, die Einführung reaktiver Protokolle und die ständige Forschung im Bereich der Epidemiologie stehen nun im Mittelpunkt des Interesses.

Die Zukunft der Reanimation ist voller Versprechungen, aber auch voller Herausforderungen. Um diese Herausforderungen zu meistern, wird es darauf ankommen, das Beste der Technologie, eine gründliche ethische Reflexion und eine stets bewahrte Menschlichkeit harmonisch miteinander zu verbinden.

Kapitel 15 :
SCHLUSSFOLGERUNG - DIE BERUFUNG DES KRANKENPFLEGERS IN INTENSIVPFLEGE

Die Freuden und Herausforderungen des Berufs

Der Beruf des Krankenpflegers in der Intensivpflege ist komplex, spannend und oft sehr emotional. Zwischen Momenten großer Zufriedenheit und komplexen Situationen ist es eine Rolle, die innere Stärke, technisches Fachwissen und tiefes Mitgefühl erfordert.

Freuden :
- **Triumph über die Krankheit**: Es gibt nichts Schöneres, als zu sehen, wie ein Patient, der sich einst in einem kritischen Zustand befand, dank der gemeinsamen Anstrengungen des gesamten medizinischen Teams allmählich wieder gesund wird. Diese Momente erinnern daran, warum so viele diesen Beruf trotz seiner Schwierigkeiten wählen.
- **Die Beziehung zwischen Patient und Pflegekraft** : Die Zeit, die man am Bett eines Intensivpatienten verbringt, besonders in Zeiten großer Verletzlichkeit, schafft oft starke Bindungen. Der positive Einfluss, den ein Pfleger auf das emotionale Wohlbefinden eines Patienten haben kann, ist von unschätzbarem Wert.
- **Kontinuierliches Lernen**: Die sich ständig verändernde Natur der Medizin bedeutet, dass jeder

112

Tag neue Erkenntnisse mit sich bringt. Es ist ein Bereich, in dem das Lernen ständig stattfindet.

- **Teamgeist**: Auf der Intensivstation zu arbeiten bedeutet, eng mit einem multidisziplinären Team zusammenzuarbeiten. Triumphe werden geteilt und Herausforderungen werden gemeinsam bewältigt.

Herausforderungen :

- **Der Verlust von Patienten**: Trotz aller Bemühungen gibt es Patienten, die nicht auftauchen. Mit diesen Momenten und der Trauer der Familien umzugehen, ist einer der schwierigsten Aspekte des Berufs.

- **Stress und Müdigkeit**: Die Tage sind lang, manchmal unvorhersehbar und die Arbeitsbelastung ist oft hoch. Dies kann zu körperlicher und emotionaler Erschöpfung führen.

- **Ethische Dilemmas**: Entscheidungen über das Lebensende, die Einstellung oder Fortsetzung von Behandlungen sind folgenschwer und können zu moralischen und ethischen Dilemmas führen.

- **Emotionsmanagement**: Ob im Umgang mit Familien in Not, in akuten Notsituationen oder bei komplexen Entscheidungen - die Fähigkeit, mit seinen Emotionen umzugehen und gleichzeitig effizient und mitfühlend zu bleiben, ist von entscheidender Bedeutung.

- **Die schnelle technologische Entwicklung** : In der Reanimation werden ständig technologische Fortschritte gemacht. Um auf dem neuesten Stand zu bleiben, bedarf es eines kontinuierlichen Engagements in der Ausbildung.

Der Beruf des Krankenpflegers in der Intensivpflege ist ein Wirbelwind aus Emotionen, Verantwortung und Lernen. Die Herausforderungen sind groß, aber auch die Freuden und Erfolge. Jeder Tag bringt neue Entdeckungen, Belohnungen, aber auch Prüfungen mit sich. Was jedoch immer gleich bleibt, ist die unermüdliche Hingabe des

Pflegepersonals, das Beste für seine Patienten zu erreichen.

Stolz auf den geleisteten Dienst

Der Beruf des Krankenpflegers in der Intensivpflege ist weit mehr als nur ein Beruf. Er ist eine Berufung, eine tiefe Leidenschaft für die Pflege anderer Menschen, selbst in ihren verletzlichsten Momenten. Der Stolz auf den geleisteten Dienst zeigt sich auf vielfältige Weise, sowohl in großen Siegen als auch in den unauffälligsten Gesten des Alltags.

*   **Hoffnung zurückgeben**: Häufig befinden sich Patienten auf der Intensivstation in einem kritischen Zustand, manchmal an der Grenze zwischen Leben und Tod. Wenn diese Patienten wieder gesund werden, nehmen sie nicht nur eine zweite Chance auf Leben mit, sondern auch eine tiefe Dankbarkeit für diejenigen, die sie gepflegt haben. Für einen Krankenpfleger ist es eine enorme Quelle des Stolzes, zu wissen, dass er eine entscheidende Rolle bei der Genesung eines Menschen gespielt hat.
*   **Eine zentrale Rolle**: Der Krankenpfleger in der Intensivpflege ist oft die erste Anlaufstelle für den Patienten und seine Familie. Ihre Rolle beschränkt sich nicht nur auf die medizinische Versorgung, sondern umfasst auch die emotionale Unterstützung. Zu wissen, dass sie in solch entscheidenden Momenten eine Stütze für ihre Patienten sind, ist eine Verantwortung, die eine tiefe Befriedigung erzeugt.
*   **Die Beherrschung einer einzigartigen Fachkompetenz**: Die Intensivpflege erfordert besondere Kenntnisse und Fachkenntnisse. Die Beherrschung dieses Fachgebiets mit all seinen Feinheiten, fortschrittlichen Techniken und ethischen

Herausforderungen ist eine Quelle großen Berufsstolzes.

- **Unerwartete Momente der Anerkennung**: Ob es sich um ein Dankeschön eines Patienten, eine Träne eines erleichterten Angehörigen oder eine Geste der Dankbarkeit eines Kollegen handelt, diese Momente verstärken den tieferen Sinn der Aufgabe des Pflegepersonals auf der Intensivstation.
- **Teil einer Lebenskette**: Jede Intervention, jede getroffene Entscheidung, jedes Lächeln oder aufmunternde Wort ist Teil einer kontinuierlichen Versorgungskette, die darauf abzielt, Leben zu retten und zu verbessern. Das Bewusstsein, ein wichtiges Glied in dieser Kette zu sein, verleiht einen unbestreitbaren Stolz.

Aber dieser Stolz ist nicht ohne Demut. Er ist geprägt von einem ausgeprägten Bewusstsein für die Unsicherheit des Lebens, die Vergänglichkeit der Siege über die Krankheit und die privilegierte, aber auch verantwortungsvolle Rolle des Krankenpflegers in der Intensivpflege. Es ist ein Stolz, der sich aus den kleinen Siegen des Alltags ebenso speist wie aus den großen Erfolgen und der in der Hitze des Gefechts geschmiedet wird, inmitten der härtesten Herausforderungen der modernen Medizin.

Die neue Generation fördern: Tipps für Neulinge

Die Intensivstation ist eine ganz eigene Welt, die nicht nur fundiertes klinisches Fachwissen, sondern auch ein hohes Maß an Menschlichkeit erfordert. Für diejenigen, die ihre Karriere in der Intensivpflege beginnen, ist es eine Reise voller Entdeckungen, aber auch voller Herausforderungen. Hier sind einige Tipps für Neulinge, wie sie sich in diesem anspruchsvollen Umfeld orientieren und entfalten können.

- **Lernbegierig**: Die Medizin entwickelt sich ständig weiter. Seien Sie unstillbar neugierig, nehmen Sie an Schulungen und Workshops teil, lesen Sie die neuesten Forschungsergebnisse. Wissen ist einer Ihrer besten Verbündeten.
- **Keine Angst haben, Fragen zu stellen** : Niemand hat alle Antworten parat, vor allem nicht am Anfang. Umgeben Sie sich mit erfahrenen Kollegen und zögern Sie nicht, ihre Hilfe oder ihren Rat in Anspruch zu nehmen.
- **Achten Sie auf sich selbst**: Eine Wiederbelebung kann emotional anstrengend sein. Lernen Sie, die Zeichen körperlicher und emotionaler Erschöpfung zu erkennen, und führen Sie Routinen ein, um neue Energie zu tanken.
- **Einfühlungsvermögen kultivieren**: Abgesehen von den technischen Fähigkeiten ist es oft Ihre Menschlichkeit, die den Unterschied macht. Nehmen Sie sich die Zeit, sich mit Ihren Patienten und deren Familien zu verbinden, ihre Ängste und Hoffnungen zu verstehen.
- **Aus Fehlern lernen**: Sie werden Fehler machen, wie jeder andere auch. Wichtig ist nur, dass Sie sie erkennen, daraus lernen und sich ständig verbessern.
- **Sich in das Team einfügen**: Wiederbelebung ist Teamarbeit. Lernen Sie Ihre Kollegen, ihre Stärken und Schwächen kennen und bauen Sie starke Beziehungen auf, die auf Vertrauen basieren.
- **Sich Zeit nehmen**: Alle Feinheiten der Wiederbelebung zu beherrschen, geht nicht an einem Tag. Seien Sie geduldig mit sich selbst und denken Sie daran, dass jeder Tag neue Fähigkeiten mit sich bringt.
- **Mentoren suchen**: Ermitteln Sie erfahrene Personen, die Sie auf Ihrem Weg begleiten, unterstützen und beraten können.

- **Engagieren Sie sich in der Berufsgemeinschaft**: Treten Sie Berufsverbänden bei, nehmen Sie an Konferenzen und Symposien teil. Das ist eine großartige Möglichkeit, Ihr Netzwerk zu erweitern und auf dem Laufenden zu bleiben.
- **Sich an das Warum erinnern**: Erinnern Sie sich in schwierigen Zeiten an die Gründe, warum Sie diesen Beruf ergriffen haben. Leidenschaft, der Wunsch zu helfen, die Befriedigung, wenn ein Patient wieder gesund wird. Diese Erinnerungen sind wichtig, um die Flamme am Brennen zu halten.

Für Neulinge ist es entscheidend zu verstehen, dass die Wiederbelebung ein langfristiges Abenteuer ist, das von Höhen und Tiefen, Siegen und Herausforderungen geprägt ist. Jede Erfahrung, ob positiv oder negativ, ist ein Schritt auf dem Weg zur Meisterschaft in dieser heiklen Kunst der Reanimationspflege. Mut, Entschlossenheit und Leidenschaft werden also Ihre besten Wegbegleiter sein.

Glossar medizinischer Begriffe

Im Bereich der Intensivpflege gibt es viele spezielle medizinische Fachbegriffe. Im Folgenden finden Sie ein kurzes Glossar medizinischer Begriffe, die in der Intensivmedizin häufig verwendet werden. Für ein Buch wäre dieses Glossar natürlich viel ausführlicher, aber hier ist ein guter Ausgangspunkt:

- **Ablation**: Chirurgische Entfernung eines Körperteils oder eines Organs.
- **Anoxie**: Vollständiges Fehlen von Sauerstoff im Gewebe.
- **Antibiotikaprophylaxe**: Verwendung von Antibiotika zur Verhinderung einer Infektion.
- **Bronchoskopie**: Eine visuelle Untersuchung der Atemwege mithilfe eines Bronchoskops.
- **Katheter**: Ein flexibler Schlauch, der in ein Gefäß oder eine Körperhöhle eingeführt wird, um Flüssigkeiten zu verabreichen oder auszuscheiden.
- **Decubitus**: Ein Geschwür, das entsteht, wenn die Haut und das darunter liegende Gewebe zwischen einem Knochen und einer harten Oberfläche, z. B. einem Bett, zusammengepresst werden.
- **Elektrokardiogramm (EKG)**: Aufzeichnung der elektrischen Aktivität des Herzens.
- **Hämodynamik**: Untersuchung der Kräfte, die an der Zirkulation des Blutes beteiligt sind.
- **Hypoxämie**: Verminderte Sauerstoffkonzentration im Blut.
- **Intubation**: Einführen eines Schlauchs in die Luftröhre, um eine Beatmung zu ermöglichen.
- **Bronchoalveoläre Lavage**: Ein Verfahren, bei dem eine Salzlösung in die Lunge injiziert und anschließend zur Analyse aufgefangen wird.

- **Kompensationsmechanismus**: Reaktion des Körpers, um die Homöostase oder das Gleichgewicht wiederherzustellen.
- **Neurologisch**: Bezieht sich auf das Nervensystem.
- **Oxygenierung**: Der Prozess der Sauerstoffversorgung von Körpergewebe und -zellen.
- **Pneumothorax**: Luft zwischen dem Brustfell und der Lunge, die zu einem Lungenkollaps führen kann.
- **Wiederbelebung**: Prozess zur Wiederherstellung des Lebens oder des Bewusstseins, in der Regel nach einem Herzstillstand oder Atemversagen.
- **Sedierung**: Verwendung von Medikamenten, um einen Patienten zu beruhigen oder schläfrig zu machen, ohne einen vollständigen Bewusstseinsverlust zu verursachen.
- **Telemedizin**: Medizinische Praxis aus der Ferne mithilfe von Informationstechnologien.
- **Mechanische Beatmung**: Einsatz eines Beatmungsgeräts, um einem Patienten beim Atmen zu helfen.
- **Verabreichungswege**: Methoden, mit denen Arzneimittel in den Körper eingebracht werden (oral, intravenös, intramuskulär usw.).

Ein ausführliches Glossar wäre für jeden Studenten oder Berufstätigen, der seine Kenntnisse im Bereich der Reanimation vertiefen möchte, unverzichtbar. Es würde nicht nur Definitionen, sondern auch Zusammenhänge und Beispiele liefern, um die Verwendung jedes Begriffs in der täglichen klinischen Praxis zu verdeutlichen.

Zusätzliche Ressourcen und Lektüre

Die Reanimation ist ein komplexes Gebiet, das sich ständig weiterentwickelt. Um auf dem Laufenden zu bleiben und Ihr Wissen zu erweitern, ist es unerlässlich, regelmäßig relevante Ressourcen zu konsultieren. Hier sind einige Vorschläge für Lektüre und Ressourcen für diejenigen, die mehr wissen wollen :

- Bücher :
  - *Principles of Critical Care* von Jesse B. Hall, Gregory A. Schmidt und Lawrence D. H. Wood
  - *Textbook of Critical Care* von Jean-Louis Vincent, Edward Abraham, Frederick A. Moore, Patrick Kochanek und Mitchell P. Fink
  - *The ICU Book* von Paul L. Marino
- Fachzeitschriften :
  - Critical Care Medicine
  - Intensive Care Medicine
  - American Journal of Respiratory and Critical Care Medicine (American Journal of Respiratory and Critical Care Medicine)
  - Journal of Critical Care
- Organisationen und Verbände :
  - *Société de Réanimation de Langue Française (SRLF)* : Bietet Guidelines, Schulungen und Kongresse zum Thema Reanimation.
  - *European Society of Intensive Care Medicine (ESICM)*: Eine europäische Organisation, die Ressourcen, Schulungen und Konferenzen zum Thema Intensivpflege anbietet.
  - *American Thoracic Society (ATS)*: Fokussiert auf Lungenkrankheiten, kritische Medizin und Schlaf.
- Online-Ressourcen :

- *Life in the Fast Lane (LITFL)*: Ein Blog mit Ressourcen zum Thema Notfallmedizin und Wiederbelebung.
- *Critical Care Reviews*: Bietet Übersichten über die neueste Literatur zur Intensivpflege.
- Kurse und Schulungen :
  - *Advanced Cardiovascular Life Support (ACLS)*: Eine Zertifizierung für die kardiopulmonale Reanimation.
  - *Fundamental Critical Care Support (FCCS)*: Eine Schulung für Fachkräfte, die nicht auf Intensivpflege spezialisiert sind.
  - *European Diploma in Intensive Care (EDIC)*: Eine europäische Zertifizierung für Ärzte, die sich auf Intensivpflege spezialisiert haben.
- Konferenzen und Symposien :
  - Jahreskongress der SRLF
  - International Symposium on Intensive Care and Emergency Medicine (ISICEM)
- Podcasts und Medien :
  - *Critical Care Practitioner*: Ein Podcast, der verschiedene Themen rund um die Intensivpflege erforscht.
  - *The Bottom Line (TBL)*: Ein Podcast, der Forschungsartikel aus dem Bereich der Intensivpflege untersucht und zusammenfasst.
- Mobile Apps :
  - *MedCalX*: Ein medizinischer Rechner für verschiedene Formeln, die in der Intensivpflege verwendet werden.
  - *ICU Trials by ClinCalc*: Eine Anwendung, die wichtige klinische Studien im Bereich der Intensivpflege zusammenfasst.

Zusammenfassend lässt sich sagen, dass die Intensivmedizin ein weites und multidimensionales Feld ist. Die kontinuierliche Fortführung der Ausbildung und die Aktualisierung des Wissens sind von entscheidender

Bedeutung, um eine optimale Patientenversorgung zu gewährleisten. Diese Ressourcen sind eine hervorragende Grundlage, um diese Bildungsreise zu beginnen und fortzusetzen.

Bücher :
- Reanimation: Le traité de référence en médecine intensive-réanimation von Jean-Louis Vincent.
- *Intensivmedizin und Wiederbelebung* von Jean-Daniel Chiche, Laurent Papazian und Jean-François Timsit.
- Notfälle und Reanimation von Vincent Bounes.

Fachzeitschriften :
- *Reanimation*: Offizielle Zeitschrift der Société de Réanimation de Langue Française (SRLF).
- *Médecine Intensive Réanimation*: Zeitschrift, die alle Aspekte der Intensivmedizin und der Wiederbelebung abdeckt.

Organisationen und Verbände :
- *Société de Réanimation de Langue Française (SRLF)*: Diese Organisation bietet Empfehlungen, Schulungen und organisiert Kongresse zum Thema Reanimation.
- Collège Français d'Anesthésie et de Réanimation (CFAR) (Französisches   College für Anästhesie und Reanimation).

Online-Ressourcen :
- *RéaNet*: Ein Ressourcenportal für Gesundheitsfachkräfte, die auf Intensivstationen tätig sind.
- *Notfälle-Online*: Informations- und Bildungsseite über Notfälle.

Kurse und Schulungen :
- Ausbildung in Intensivpflege durch die SRLF.
- Congrès de la médecine d'urgence et de la réanimation: Organisiert von verschiedenen französischsprachigen Einheiten.

Podcasts und Medien :

- *RéaPod*: Podcasts mit Schwerpunkt auf Intensivmedizin.
- *Flash Urgences*: Ein Podcast mit Schwerpunkt auf Notfällen und Intensivpflege.

Mobile Apps :
- *SRLF*: Die offizielle Anwendung der Société de Réanimation de Langue Française (Gesellschaft für Wiederbelebung in französischer Sprache). Enthält Empfehlungen und Tools für Fachkräfte.
- *RéaGuide*: Anwendung, die technische Datenblätter und Empfehlungen für die Praxis in der Reanimation bietet.

Konferenzen und Symposien :
- Jahreskongress der SRLF.
- Französisch-schweizerische Tage der Reanimation.

Andere Ressourcen :
- *SFAR (Société Française d'Anesthésie et de Réanimation - Französische Gesellschaft für Anästhesie und Reanimation)* : Diese Organisation bietet auch zahlreiche Ressourcen, Schulungen und Leitlinien im Zusammenhang mit der Reanimation an.

Diese Ressourcen und Lektüre sind für diejenigen, die in einer französischsprachigen Umgebung praktizieren und ihre Reanimationsfähigkeiten aufrechterhalten oder verbessern möchten, von entscheidender Bedeutung.

Links zu Berufsverbände und spezialisierte Ausbildungen

Ich bedaure, aber ich kann keine direkten Links zu Websites oder anderen Online-Ressourcen direkt aus diesem Text heraus bereitstellen. Ich kann Ihnen jedoch eine Orientierung geben, wie Sie diese Ressourcen finden können.

Berufsverbände :
- *Société de Réanimation de Langue Française (SRLF) (Gesellschaft für Wiederbelebung in französischer Sprache)* : Sie können nach dieser Organisation in Google oder Ihrer bevorzugten Suchmaschine suchen. Sie verfügen über eine offizielle Website, die zahlreiche Informationen, klinische Empfehlungen und Fortbildungsmöglichkeiten bietet.
- *Collège Français d'Anesthésie et de Réanimation (CFAR)* : Die offizielle Website des CFAR ist ebenfalls eine wertvolle Informationsquelle für Fachleute.
- *SFAR (Société Française d'Anesthésie et de Réanimation)* : Wie die anderen Verbände haben auch sie eine Website, auf der Sie Leitfäden, Nachrichten und Fortbildungsmöglichkeiten finden können.

Spezialisierte Ausbildungen :
- Für Fortbildungen sollten Sie zunächst die Website der *SRLF besuchen*. Sie bieten in der Regel spezielle Fortbildungen und Workshops für Reanimationsfachkräfte an.
- Universitäten und Ausbildungsinstitute bieten auch Universitätsdiplome *(DU)* oder *interuniversitäre Diplome (DIU)* in Reanimation oder Intensivmedizin an. Dies ist an vielen medizinischen Universitäten in Frankreich der Fall.
- Auch die von den oben genannten Berufsverbänden organisierten *Fortbildungstage* und

Kongresse sind hervorragende Gelegenheiten zur Weiterbildung und zum Networking.

Wie finden Sie diese Ressourcen?

- Verwenden Sie eine Suchmaschine und geben Sie den Namen des Vereins oder der Ausbildung ein, für die Sie sich interessieren.
- Besuchen Sie die offiziellen Websites der Verbände, um Informationen über Mitgliedschaften, bevorstehende Veranstaltungen und andere Ressourcen zu erhalten.
- Wenden Sie sich an Universitäten oder medizinische Institute, um Informationen über Spezialausbildungen in Wiederbelebung zu erhalten.
- Professionelle soziale Netzwerke wie LinkedIn können ebenfalls hilfreich sein, um Gruppen oder Gemeinschaften zu finden, die sich in deutscher Sprache der Wiederbelebung widmen.

Denken Sie daran, dass sich der Bereich der Medizin und der Wiederbelebung schnell weiterentwickelt, daher ist es entscheidend, über die neuesten Entwicklungen und verfügbaren Schulungen auf dem Laufenden zu bleiben.